走进帕金森病

张克忠 ◎ 主编

东南大学出版社
·南京·

图书在版编目(CIP)数据

走进帕金森病 / 张克忠主编. — 南京：东南大学出版社，2025.5. — ISBN 978-7-5766-1816-7

Ⅰ.R742.5

中国国家版本馆 CIP 数据核字第 2025Q4S946 号

走进帕金森病
Zoujin Pajinsen Bing

主　　编	张克忠
责任编辑	褚　蔚
责任校对	子雪莲　　封面设计　王　玥　　责任印制　周荣虎
出版发行	东南大学出版社
出 版 人	白云飞
社　　址	南京市四牌楼 2 号(邮编：210096　电话：025 - 83793330)
经　　销	全国各地新华书店
印　　刷	广东虎彩云印刷有限公司
开　　本	700mm×1000mm　1/16
印　　张	11
字　　数	186 千字
版　　次	2025 年 5 月第 1 版
印　　次	2025 年 5 月第 1 次印刷
书　　号	ISBN 978-7-5766-1816-7
定　　价	68.00 元

(本社图书若有印装质量问题，请直接与营销部联系。电话：025 - 83791830)

编委会名单

主　编　张克忠
副主编　赵　杨　张　廉　曹胜武
　　　　袁永胜　沈　莹
编　委　（按姓氏笔画排序）
　　　　丁　俭　荣　哲　计　敏　朱　琳
　　　　支　焱　甘彩婷　佟　晴　司倩倩
　　　　张　利　孙　理　李俊毅　孙慧敏
　　　　吴　晶　徐勤荣　蒋思明　王希希
　　　　章杰锦

前 言
PREFACE

帕金森病是一种常见的神经系统退行性疾病,它以特有的震颤、僵硬、运动迟缓等症状,严重影响着患者的生活质量。随着我国人口老龄化的加剧,帕金森病患者的数量正在逐年攀升,预计到2030年,我国帕金森病患者将超过500万人,约占世界帕金森病患者总数的一半以上。帕金森病不仅关乎患者个人的健康与幸福,更牵动着每一个患者家庭的心弦,几乎影响着社会的每一个角落,对患者个人、家庭乃至整个社会都带来了深远的影响,因此亟须我们共同关注与重视。提高公众对帕金森病的认识和早期症状的识别能力,了解最新的诊疗技术,对于实现疾病的早期诊断、干预与治疗具有至关重要的意义。

帕金森病早期症状极不典型,常以消化道症状、睡眠障碍或情绪改变等为表现,这些症状如同晨雾中的一缕微光,既难以捉摸又易于被忽视,导致很多患者在疾病早期未能被正确诊断而错过最佳治疗时机。更为严峻的是,人们对帕金森病的治疗尚存诸多误区,这些误区可能源于对疾病本质的不了解,或是对治疗手段的片面认识,导致很多诊断明确的帕金森病患者得不到及时、有效和规范的治疗，这些无形中为患者的治疗效果和预后蒙上了一层阴影。因此，亟须通过科学普及与医学教育，打破这些误区，让患者和家属能够正确认识帕金森病并作出明智的决策。

随着医学技术的不断进步，帕金森病的诊疗技术也在不断更新与发展。《走进帕金森病》这本书，以独特的视角和丰富的内容，为读者提供全面了解帕金森病的机会，本书不仅深入剖析了帕金森病的病因、病理机制、临床表现和诊断技术，以及各种药物治疗和康复手段，还详细介绍了当前最新的诊疗技术，如脑深部电刺激术（DBS），通过精确植入电极并发送电刺激以调节神经活动，为患者提供更为有效的治疗。此外，基因治疗和干细胞移植等前沿疗法也正在逐步进入临床试验阶段，展现了未来帕金森病治疗的新希望，相关内容也在本书中做了详细介绍。

这不仅是一本关于帕金森病的科普读物，更是引领我们通往医学前沿的窗口。在此，我们诚挚地邀请每一位读者翻开《走进帕金森病》，你将更全面地了解帕金森病的真相与奥秘及最新的诊疗技术，感受医学科技的进步给患者带来了力量、温暖与福音。同时，我们也期待你能够分享自己的阅读心得与体验，共同为帕金森病患者营造一个更加温暖、关爱的社会环境。

让我们携手并进，为帕金森病患者点亮生命的灯塔，共同迎接更加美好的未来！

2024 年 11 月

CONTENTS 目录

第一章　走进帕金森病,了解200年前的六个伦敦人 …… 001
  1. 帕金森病认识简史 …… 002
  2. 帕金森病的典型症状有哪些? …… 003
  3. 帕金森病发病率有多高? …… 003
  4. 年轻人会得帕金森病吗? …… 004
  5. 帕金森病的危险因素有哪些? …… 005
  6. 帕金森病的发病机制是什么? …… 007
  7. 诊断帕金森病可进行哪些检查? …… 008
  8. 帕金森病能治愈吗? …… 009
  9. 帕金森病早期要吃药吗? …… 009
  10. 帕金森病会遗传吗? …… 009
  11. 帕金森病会传染吗? …… 009
  12. 帕金森病影响寿命吗? …… 009
  13. 帕金森病能预防吗? …… 010
  14. 帕金森病患者的饮食如何选择? …… 011

第二章　容易被忽视的前驱期帕金森病 …… 013
  1. 什么是前驱期帕金森病? …… 014
  2. 为什么要研究或者关注帕金森病前驱期呢? …… 014
  3. 帕金森病前驱期的一些迹象是什么呢? …… 015
  4. 警惕原因不明的嗅觉丧失 …… 015
  5. 惊悚的睡眠体验 …… 016
  6. 正确处理便秘问题 …… 017
  7. 为什么我一站起来就头晕? …… 017
  8. 保持良好的情绪或许更为重要 …… 018
  9. 出现帕金森病前驱症状一定会得帕金森病吗? …… 018
  10. 人人都能成为帕金森病的"算命先生" …… 019

第三章　帕金森病三主症——抖、僵、慢 …… 020
1. 什么是帕金森病的运动症状? …… 021
2. "抖"的典型表现是什么? …… 021
3. 手抖就是帕金森病吗? …… 022
4. "僵"的典型表现是什么? …… 023
5. "慢"的典型表现是什么? …… 023
6. 对运动症状有具体的检查方法吗? …… 024

第四章　不抖也会是帕金森病? …… 026
1. 关于帕金森病肢体抖动 …… 027
2. 不抖也会是帕金森病吗? …… 027
3. 抖动或不抖动帕金森病患者的治疗和预后上有什么区别? …… 027
4. 抖动或不抖动帕金森病的病理生理机制 …… 028
5. 抖动就一定是帕金森病吗? …… 028

第五章　令人困扰的帕金森病"非运动症状" …… 029
1. 帕金森病会影响大小便吗? …… 030
2. 帕金森病会影响皮肤吗? …… 030
3. 帕金森病会出现哪些情绪变化? …… 030
4. 帕金森病会影响智力吗? …… 031
5. 帕金森病影响睡眠吗? …… 031
6. 帕金森病影响血压吗? …… 032
7. 帕金森病影响性功能吗? …… 032
8. 帕金森病会出现哪些感觉异常? …… 033
9. 帕金森病影响语言吗? …… 033
10. 帕金森病患者为什么经常流口水? …… 033
11. 帕金森病患者会出现吞咽困难吗? …… 034
12. 帕金森病患者为什么经常恶心? …… 035
13. 帕金森病患者为什么怕冷怕热? …… 035
14. 帕金森病会引起腰腿痛吗? …… 036
15. 帕金森病会影响视力吗? …… 036
16. 帕金森病非运动症状的治疗 …… 037

第六章　警惕帕金森病运动并发症 ·············· 038
1. 何为帕金森病运动并发症？ ·············· 039
2. 帕金森病运动并发症发病率有多高？一般何时出现呢？ ·········· 040
3. 为何帕金森病患者会出现运动并发症？ ·············· 041
4. 哪些因素会影响帕金森病异动症的发生？ ·············· 042
5. 帕金森病运动并发症会带来哪些危害？ ·············· 044
6. 帕金森病患者出现症状波动该如何处理？ ·············· 044
7. 帕金森病患者出现异动症该如何处理？ ·············· 046
8. 帕金森病患者如何预防运动并发症的发生？ ·············· 047

第七章　危险的步态与平衡障碍 ·············· 049
1. 致命的冻结步态与分型 ·············· 050
2. 冻结步态的发病率与危险性 ·············· 051
3. 冻结步态的发病机制 ·············· 051
4. 影响冻结步态的相关因素 ·············· 052
5. 如何评估步态障碍的严重程度？ ·············· 053
6. 冻结步态的治疗武器一：药物治疗 ·············· 054
7. 冻结步态的治疗武器二：手术治疗 ·············· 054
8. 冻结步态的治疗武器三：经颅磁刺激 ·············· 055
9. 冻结步态的治疗武器四：传统康复治疗 ·············· 055
10. 冻结步态的治疗武器五：虚拟现实技术 ·············· 056
11. 冻结步态的治疗武器六：祖国传统医学运动 ·············· 056
12. 步态障碍的目标性护理 ·············· 057

第八章　怀疑帕金森病，该做哪些相关检查？ ·············· 059
1. 早期帕金森病诊断有哪些关键方法？ ·············· 060
2. 什么是美多芭负荷试验？ ·············· 060
3. 诊断帕金森病需要做哪些生化检测？ ·············· 060
4. 诊断帕金森病，需要做哪些影像检查？ ·············· 060
5. 帕金森病与"燕尾征" ·············· 061
6. 基因检测是否有助于帕金森病诊断？ ·············· 061
7. 其他还有哪些辅助检查可以帮助诊断帕金森病？ ·············· 061
8. 帕金森病临床症状及严重程度的量表评估 ·············· 061
9. 如何自我筛查帕金森病？ ·············· 062

第九章　寻找遗传因素 ·········· 063
1. 帕金森病和遗传有关系吗？ ·········· 064
2. 与帕金森病相关的基因有哪些？ ·········· 064
3. 遗传性帕金森病患者发病有什么特点？ ·········· 067
4. 基因检测帕金森病相关致病基因是常规推荐吗？ ·········· 067
5. 遗传性帕金森病的治疗方案有何不同？ ·········· 068
6. 帕金森病基因治疗前景如何？ ·········· 069

第十章　为什么老人容易患帕金森病？ ·········· 070
1. 帕金森病发病的年龄分布 ·········· 071
2. 为什么老人更容易患帕金森病？ ·········· 071
3. 帕金森病患者的动作慢和老年人的动作慢一样吗？ ·········· 072
4. 帕金森病与痴呆是一回事吗？ ·········· 072
5. 帕金森病痴呆与阿尔茨海默病有什么区别？ ·········· 072

第十一章　帕金森病的常用治疗药物 ·········· 073
1. 常用的抗帕金森病药物分哪几类？ ·········· 074
2. 帕金森病合理用药需遵循哪些原则？ ·········· 077
3. 如何通过药物延缓进展？ ·········· 077
4. 早期帕金森病患者如何选择用药方案？ ·········· 078
5. 中期帕金森病患者如何选择用药方案？ ·········· 078
6. 晚期帕金森病患者如何选择用药方案？ ·········· 079
7. 非运动症状如何用药治疗？ ·········· 080

第十二章　帕金森病患者有哪些饮食要求？ ·········· 081
1. 帕金森病患者的饮食原则 ·········· 082
2. 进食调整降低帕金森病药物的胃肠道反应 ·········· 083
3. 饮食和帕金森病症状 ·········· 084

第十三章　强大的多巴胺作用 ·········· 086
1. 多巴胺是什么？ ·········· 087
2. 多巴胺影响人的情绪及行为模式 ·········· 087
3. 多巴胺的代谢途径 ·········· 088
4. 多巴胺能神经元在中枢神经系统的分布 ·········· 089
5. 多巴胺受体在中枢神经系统的分布 ·········· 089
6. 多巴胺能系统在中枢神经系统的功能 ·········· 090

  7. 多巴胺系统与帕金森病 …………………………………… 091

  8. 多巴胺作用相关药物与帕金森病 ………………………… 093

第十四章　曙光就在眼前：新疗法前景 ……………………… 094

  1. 临床上改善帕金森病症状的新药物有哪些? ………… 095

  2. 目前正在研发的延缓帕金森病发展的新药物有哪些? ………… 097

  3. 什么是干细胞移植治疗? ………………………………… 098

  4. 目前帕金森病关于干细胞移植治疗的进展如何? …… 098

  5. 什么是基因治疗? 目前的进展如何? ………………… 099

  6. 什么是免疫治疗? 目前进展如何? …………………… 099

  7. 脑深部电刺激治疗帕金森病有哪些新的探索? ………… 100

第十五章　远离有害环境，保护我们的大脑 ………………… 103

  1. 有害环境因素在帕金森病病程中是如何发挥影响的? ………… 104

  2. 有害环境因素进入人体的途径是什么? ……………… 104

  3. 农业环境暴露与帕金森病之间存在着怎样的联系? …… 105

  4. 哪些重金属会增加帕金森病的患病风险? …………… 105

  5. 锰致帕金森病的主要机制是什么? ……………………… 105

  6. 铁是如何影响神经系统健康的? ………………………… 106

  7. 脑中铁含量可以通过检查检出吗? …………………… 106

  8. 空气污染会引起帕金森病吗? ………………………… 106

  9. 大气颗粒物进入神经系统的主要途径有哪些? ……… 106

  10. 吸烟是帕金森病的危险因素吗? ……………………… 107

第十六章　脑深部电刺激手术疗法 …………………………… 108

  1. 什么是脑深部电刺激(DBS)? ………………………… 109

  2. DBS 装置的组成有哪些? ……………………………… 109

  3. DBS 治疗帕金森病的原理是什么? …………………… 110

  4. 哪些患者适合 DBS 治疗? ……………………………… 110

  5. DBS 治疗帕金森病有哪些优点? ……………………… 111

  6. 帕金森病患者应选择合适的医院进行 DBS 手术 …… 111

  7. DBS 术前评估的内容有哪些? ………………………… 112

  8. DBS 手术的基本过程是怎样的? ……………………… 113

  9. DBS 手术有哪些并发症? ……………………………… 113

  10. 帕金森病患者术后还需要吃药吗? …………………… 114

11. 帕金森病患者行 DBS 术后如何程控？ …………………… 114
　　12. DBS 手术的费用是多少？ …………………………………… 115
　　13. 帕金森病患者 DBS 术后日常生活需注意什么？ ………… 115

第十七章　神奇的经颅磁刺激 ………………………………… 117
　　1. 什么是经颅磁刺激和重复经颅磁刺激？ …………………… 118
　　2. 重复经颅磁刺激为什么可以治疗帕金森病？ ……………… 118
　　3. 哪些帕金森病患者适合经颅磁刺激治疗？ ………………… 119
　　4. 经颅磁刺激治疗的禁忌证 …………………………………… 121
　　5. 重复经颅磁刺激治疗帕金森病的优点有哪些？ …………… 121
　　6. 影响经颅磁刺激治疗疗效的因素 …………………………… 122
　　7. 重复经颅磁刺激治疗会有副作用吗？ ……………………… 123
　　8. 重复经颅磁刺激治疗的疗效能维持多久？ ………………… 123
　　9. 重复经颅磁刺激治疗可以代替吃药吗？ …………………… 124
　　10. 重复经颅磁刺激治疗可以家庭使用吗？ ………………… 124

第十八章　帕金森病运动处方 ………………………………… 125
　　1. 什么是运动处方？ …………………………………………… 126
　　2. 运动改善帕金森病症状的机制 ……………………………… 126
　　3. 运动与药物的相互作用 ……………………………………… 126
　　4. 帕金森病患者分期运动目标 ………………………………… 127
　　5. 运动前的评估 ………………………………………………… 128
　　6. 评估注意事项 ………………………………………………… 129
　　7. 运动处方建议 ………………………………………………… 130
　　8. 运动的注意事项 ……………………………………………… 135
　　9. 运动中出现哪些情况时须终止运动？ ……………………… 136

第十九章　帕金森病中医药治疗 ……………………………… 137
　　1. 中医是如何认识帕金森病的？ ……………………………… 138
　　2. 中医认为帕金森病的病因有哪些？ ………………………… 138
　　3. 中医治疗帕金森病有哪些方法？ …………………………… 139
　　4. 中医治疗帕金森病有哪些优势？ …………………………… 139
　　5. 中医的整体观如何体现在帕金森病的治疗上？ …………… 139
　　6. 帕金森病中医如何辨证论治？ ……………………………… 140
　　7. 帕金森病的中医用药规律是什么？ ………………………… 141

8. 针灸能治疗帕金森病吗？ ……………………………… 141

9. 帕金森病如何针灸治疗？ ……………………………… 142

10. 推拿能治疗帕金森病吗？ ……………………………… 142

11. 帕金森病如何推拿治疗？ ……………………………… 143

12. 中医传统功法能治疗帕金森病吗？ …………………… 144

13. 帕金森病患者如何顺时养生？ ………………………… 144

14. 帕金森病可以选择中西医结合治疗吗？ ……………… 146

15. 中药西药可以同时服用吗？ …………………………… 146

16. 如何正确煎煮中药汤剂？ ……………………………… 147

第二十章　帕金森病肉毒毒素治疗 …………………………… 149

1. 什么是肉毒毒素？ ……………………………………… 150

2. 肉毒毒素有什么特点？ ………………………………… 150

3. 肉毒毒素是怎样发挥作用的？ ………………………… 150

4. 肉毒毒素目前主要用于哪些疾病的治疗？ …………… 151

5. 肉毒毒素可用于帕金森病哪些症状的治疗？ ………… 152

6. 肉毒毒素注射的方法 …………………………………… 154

7. 肉毒毒素的起效和维持时间有多长？ ………………… 154

8. 肉毒毒素治疗过程中的注意事项有哪些？ …………… 154

9. 肉毒毒素治疗有哪些禁忌证？ ………………………… 155

10. 肉毒毒素治疗可能有哪些不良反应？ ………………… 155

11. 如何处理肉毒毒素治疗出现的不良反应？ …………… 155

第二十一章　了解抗帕金森病药物的副作用 ………………… 156

1. 抗帕金森病药物常见的副作用有哪些？ ……………… 157

2. 抗帕金森病药物的特异性副作用有哪些？ …………… 159

3. 抗帕金森病药物的副作用可以预防和缓解吗？ ……… 160

4. 如何应对抗帕金森病药物导致的胃肠道反应？ ……… 160

5. 发生体位性低血压该怎么办？ ………………………… 161

6. 出现记忆下降和痴呆，该如何应对？ ………………… 161

7. 出现睡眠障碍该怎么办？ ……………………………… 162

8. 中医药治疗在减轻抗帕金森病药物副作用的优势 …… 162

9. 长期用药需要注意哪些事项？ ………………………… 162

第一章

走进帕金森病,了解200年前的六个伦敦人

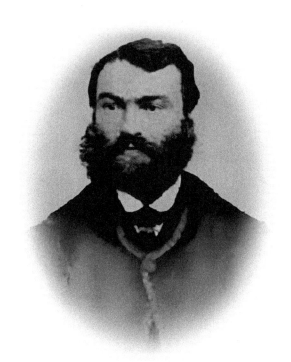

詹姆斯·帕金森(James Parkinson)先生

1. 帕金森病认识简史

帕金森病，又称"帕金森氏病"，是一种常见的神经退行性疾病，其历史可以追溯到公元前五世纪的古希腊，彼时医生希波克拉底（Hippocrates）描述了一种类似于帕金森病的病症。然而，帕金森病真正的诊断和定义是在19世纪由英国神经病学家詹姆斯·帕金森首次提出。1817年，时年62岁的詹姆斯·帕金森发表了著名的《关于震颤麻痹的研究》（*An Essay on the Shaking Palsy*）一文，首次系统地描述了震颤性麻痹患者的症状及表现。该文章报道了严重程度不同的6个病例，其中3例是他在散步时观察到的，清晰地描述了震颤性麻痹的一些临床特征，包括不随意震颤、肌力减弱、躯干前倾、行走时呈奔跑步态等。然而，他的著作发表之后并未引起医学界的广泛关注。

1817—1861年，另一些关于震颤性麻痹的报道间歇涌现。1827年伦敦的 Elliotson 医师描述了他的一位患者，"持续手脚震颤"；1830年，他又描述了一位38岁患者，出现右侧肢体震颤18个月，伴随舌震颤和急语症，"舌的情况很有趣，他会间断地蹦出一些单词，自己无法控制"；1831年，Elliotson 在 *Lancet* 发表的文中鉴别了器质性震颤性麻痹和惊恐后所致的震颤性麻痹。1842年，Thompson 提出麦角类物质对震颤性麻痹患者治疗有益。1853年，Guys 医院报道了4例患者，年龄在34~60岁之间，不对称起病，以静止性震颤为主要临床特点。1855年，Paget 报道了动眼神经麻痹和步态异常的病例，该名男性躯干向前弯曲，站立后有猛然向前跌倒的趋势，"起病初期，他在跌倒前还能走两三步，后来连一步也走不成了"，该名患者的病理学检查提示病灶位于双侧中脑且累及黑质。

1861—1881年，法国神经病学家让-马丁·夏尔科（Jean-Martin Charcot）对震颤麻痹进行了深入研究，发现动作缓慢是本病的核心症状之一，并补充了詹姆斯·帕金森未提及的体征——肌强直等。1877年，夏尔科为了纪念帕金森医师对人类疾病的贡献，首先提议以"帕金森病"重新命名震颤性麻痹并将其纳入教科书。他的建议得到了医学界的认同并被广泛采用。

1895年,Brissaud报道帕金森病可能与中脑损害有关。随后,他又对运动症状波动做了详细研究,首次指出运动症状波动是该病内在的疾病特性。

1967年,Hoehn和Yahr对帕金森病的疾病进程和致残性特点进行了深入研究,设计了病程分级量表(Hoehn-Yahr分级表)。该量表简洁合理,能够反映平衡障碍的致残性超过其他症状,至今仍被广泛应用。

随着科学技术的不断进步,人们对帕金森病的了解也在不断地加深。20世纪50年代,研究者们陆续发现帕金森病患者脑内的黑质、蓝斑等神经核团存在路易小体,逐渐明确帕金森病的病理学特征。1959年,Bertle和Rosengren报道狗脑内多巴胺主要分布在纹状体,同时日本学者Sano报道人脑内的多巴胺也集中分布在纹状体。1961年,奥地利学者Ole Horny Kiewicz和Herbert Ehringer收集了6例帕金森综合征患者(2例原发性帕金森病、4例脑炎后帕金森综合征)、8例其他锥体外系疾病患者和17例非神经疾病患者的尸检标本,研究结果发现,帕金森病和脑炎后帕金森综合征患者脑内纹状体多巴胺含量显著减少,由此很快意识到多巴胺前体左旋多巴或可用来治疗帕金森病。1967年,美国的Cotzias报道长期大剂量口服多巴(左旋、右旋混合)疗效显著;Yahr通过双盲研究证实,左旋多巴抗帕金森效果更佳。从此,帕金森病治疗进入"左旋多巴时代"。

2. 帕金森病的典型症状有哪些?

帕金森病是一种常见的中老年神经系统退行性疾病,以脑内黑质多巴胺能神经元进行性蜕变和路易小体形成为主要的病理变化,当脑内黑质区域一半以上的多巴胺神经元发生坏死后,就会出现帕金森病的症状。以震颤、肌强直、动作迟缓、姿势平衡障碍等运动症状和睡眠障碍、嗅觉障碍、自主神经功能障碍、认知和精神障碍等非运动症状的临床表现为显著特征。

3. 帕金森病发病率有多高?

既往报道帕金森病发病率分布在(4.5~21)/10万。全球不同地区间帕金森病发病率存在差异,如欧洲全人群发病率为(9~22)/10万,北美洲全人群发病率为(11～13)/10万,亚洲全人群发病率为(1.5～17)/10万。国内外10项帕金森病发病率调查报告和16项患病率调查显示,人群发病率和患病率随着年龄的增长而增加,70～79岁为高峰年龄组。在发达国家全年龄组男女年发病率为(4.5～19.7)/10万,经人口调整后年发病率为(9.4～19.1)/10万。

一项国外研究报道了22 158位帕金森病患者,65岁以上人群帕金森总患病率为1.18%,在此基础上,65～69岁人群的患病率增加0.6%,而85～89岁的人群的患病率则增加2.6%。

1986年我国各省(区)市帕金森患病率为14.6/10万,其中中南地区最高,患病粗率达21.1/10万,华北地区最低,为9.2/10万。值得注意的是,帕金森病患者有年轻化趋势,其中青少年型帕金森病患者约占帕金森病总人数的10%。2005年,我国神经病学专家张振馨等在国际权威杂志《柳叶刀》发表了一篇题为《中国帕金森病在北京、西安、上海的流行病学研究》的文章,引起了国内外医学界的关注。整体人群帕金森患病率约为0.3%(300/10万)。帕金森病在老年人群中的患病率成倍地增加。在我国65岁以上人群中,患病率为1 700/10万(即1%～2%,而85岁以上者为3%～5%),并随年龄增长而升高。不同性别人群在帕金森病发病风险上存在差异,男性患病风险约为女性的1.46倍。据2018年的报道,我国帕金森病患者超过300万,预计到2030年我国的帕金森病患病人数将上升到500万人。

4. 年轻人会得帕金森病吗?

会。

尽管目前帕金森病多见于老年人群,但研究发现有些患者的发病年龄早于50岁,此被称为早发型帕金森病,占发病总数的5%～10%。根据发病年龄,将发病年龄小于21岁的称为青少年型帕金森病,大于等于21岁的称为青年型帕金森病。目前记载的年龄最小的帕金森病患者在7岁发病。

早发型帕金森病发病机制尚未完全清楚,目前认为遗传因素和环境因素在发挥重要作用。至今科学家们已鉴定20余个帕金森病致病基因。研究发现早发型帕金森病患者携带致病基因突变,且发病年龄越早,携带帕金森病致病基因突变的概率越高。此外,研究发现1-甲基-4-苯基-1,2,3,6-

四氢吡啶(MPTP)可导致多巴胺能神经元死亡。除草剂、杀虫剂、有机磷、重金属及长期饮用井水也是早发型帕金森病的危险因素。环境和遗传因素交互作用增加早发型帕金森病的罹患风险。

与原发帕金森病或晚发型帕金森病相比,早发型帕金森病的发病年龄早,病程长,临床表现异质性大,症状相对不典型,易被忽视和误诊;虽对小剂量左旋多巴制剂的反应好,但更容易出现运动并发症。

5. 帕金森病的危险因素有哪些?

目前的主流观点认为,帕金森病的发病是遗传和环境共同作用的结果,其中牵涉的机制极其复杂。

1. 个体因素

(1) 基因

帕金森病以散发性为主,家族性帕金森约占 10%～15%。在家族性帕金森病中,导致发病的是致病基因。常染色体显性遗传的家族性帕金森病主要由 $SNCA$、$LRRK2$、$VPS35$、$EIF4G1$、$DNAJC13$ 和 $CHCHD2$ 六个基因突变引起,携带一个突变就可能发病;而常染色体隐性遗传的家族性帕金森病主要由 $Parkin$、$PINK1$ 和 $DJ-1$ 三个基因突变引起,需要携带两个纯合突变才会发病。那么基因是否对散发性帕金森也有影响呢?答案是肯定的,但是基因携带者并不一定会发病,只是发病的风险高于正常人,这些基因被称为风险基因。现有研究发现 GBA、$LRRK2$、$SNCA$ 等多帕金森病发病风险关联基因。

(2) 人口学因素

据流行病学资料统计,65 岁以上人群中帕金森病发病率约为 1%～2%,而 85 岁以后患病率可高达 4%～5%。除此之外,帕金森病的发病还存在明确的性别差异和种族差异,男性发病率高于女性;白种人的发病率最高,亚洲人次之,黑种人的发病率最低。

(3) 行为及生活方式

帕金森病的发生风险与饮酒的种类和剂量有关,多数研究认为饮用低到中等剂量的啤酒和红酒可降低帕金森病发生风险,而高剂量的烈酒会使帕金森病风险升高。

摄入大量牛奶和乳制品会增加帕金森病发生风险,尤其在男性中这一影响更为明显。

早在1976年就发现,在非法合成毒物MPPP(一种类似于吗啡和哌替啶的毒品)时可以意外生成一种杂质MPTP,后者被证实为能够破坏黑质多巴胺能神经元的神经毒素,至今仍广泛应用于帕金森动物模型的研究中。有报道指出苯丙胺和甲基苯丙胺(冰毒)均可增加帕金森病的发病风险。

2. 环境因素

(1) 职业暴露

大量的研究证据显示,接触除草剂、杀虫剂等农药可能增加帕金森病的患病风险,而MPTP也是除草剂的主要成分之一。工业职业暴露主要集中在重金属上,研究表明,金属铁会增加帕金森病风险,而金属铜、锰和锌与帕金森病的相关性较小。

(2) 共病

① 创伤性脑外伤:绝大多数研究认为,创伤性脑外伤可能增加帕金森患病风险。最经典的例证是拳王阿里,有人提出他的帕金森症状是由于长期的头部震荡引起的,但究竟何种程度的脑外伤才会导致帕金森病,目前尚无定论。

② 感染:1918年欧洲流感流行后,出现了相当多的脑炎后帕金森综合征。这是最早的病毒感染和帕金森病发病之间的证据。

③ 肿瘤:研究证实,黑色素瘤会增加帕金森病发生风险,浅发色的人群中有更高的发病风险(从黑色、棕色到金色头发人群依次递增)。

④ 代谢性疾病:多数研究认为糖尿病可能增加帕金森病的发生风险。使用二甲双胍、依克那肽、二肽基肽酶抑制剂等降糖药可降低帕金森病的发生风险。尽管有研究报道高血压、高胆固醇血症可降低帕金森病风险,但仍存在争议。

⑤ 其他疾病:有研究证实感染性疾病如麻疹、中枢神经系统感染、幽门螺杆菌感染等可能增加帕金森病风险,也有报道自身免疫性疾病增加帕金森病风险。

（3）药物

多种药物可能会导致帕金森病症状，其中高风险药物包括：① 抗精神病药，如氟哌啶醇、利培酮、奥氮平等；② 降压药，如利血平；③ 非二氢吡啶类钙通道拮抗剂，如氟桂利秦/桂利嗪。

6. 帕金森病的发病机制是什么？

帕金森病的发病机制一直是神经科学研究的难点和热点。帕金森病主要是由于大脑的中脑黑质多巴胺能神经元死亡、减少，多巴胺的产生不足所致的各种临床症状和体征，如帕金森病的运动症状（肢体震颤、运动迟缓、肌强直等）是由于黑质致密部的多巴胺产生减少，同时出现神经递质乙酰胆碱相对过多而引起症状。研究认为帕金森病的非运动症状（便秘、抑郁等）是由于中脑腹侧盖部至边缘回的多巴胺产生减少。那究竟是什么原因导致中脑黑质多巴胺能神经元死亡、减少，目前研究仍未阐明，发病机制只是推测或学说。

（1）氧化应激损伤：人类的大脑组织容易受活性氧自由基损伤，损伤后可影响正常的生理功能，最终导致神经细胞的功能障碍和损伤。尸检发现，帕金森病患者黑质内的氧化标志物明显增多，提示黑质中的神经细胞处于氧化应激状态。线粒体产生的过量活性氧会损伤细胞DNA，进而损害多巴胺能神经元。

（2）兴奋性神经毒性：有学者认为过度的谷氨酸能活化引起神经兴奋性毒性和氧化应激，导致多巴胺能神经元损伤。

（3）免疫炎性反应：中枢神经系统炎症反应主要通过激活吞噬细胞和胶质细胞，分泌免疫调节因子介导神经元损伤。黑质致密部小胶质细胞的激活，可促进有毒细胞因子和活性氧的释放，引起神经元变性。

（4）线粒体功能缺陷：神经元细胞对于缺氧损伤敏感，线粒体是神经元细胞的重要功能物质，其功能障碍可导致中枢神经系统损伤。大量研究表明线粒体功能障碍可导致多巴胺能神经元损伤。

（5）细胞凋亡学说：早期实验证明，帕金森病患者黑质致密部多巴胺能神经元细胞中存在细胞凋亡现象。

（6）朊毒体假说：在帕金森病患者中，α-突触核蛋白结构发生异常而聚集,并参与路易小体形成及多巴胺能神经元变性。有研究表明,α-突触核蛋白和朊病毒在某些方面具有相似性,两者在病理情况下都能发生结构异常。且α-突触核蛋白类似于朊病毒,可以进行自我繁殖,从而促进帕金森病的进展。

7. 诊断帕金森病可进行哪些检查?

(1) 常规检查:应检测血、尿、粪便常规、生化(肝肾功能、血脂、血糖等)、甲状腺功能。上述检查一般无异常。

(2) 血铜蓝蛋白:排除肝豆状核变性。

(3) 影像检查:CT、MRI常规检查无特征性改变,临床常用于帕金森的鉴别诊断。近年磁共振新技术发展较快,包括BOLD-fMRI、SWI、DWI等,新的MRI技术优势在于特异性较高,但成像技术及数据分析复杂,且其重复性还需要更多的临床研究来证实。英国诺丁汉大学医学院神经影像学专家Schwarz等研究指出,健康人中脑黑质位于黑质后1/3的黑质小体-1为直线或者逗号的高信号,将两边的黑质疏质部和红核和低信号区区分隔开,形状类似于燕子尾巴的鲜明分叉,称为"燕尾征"。帕金森病患者"燕尾征"模糊或者消失,可能由于黑质细胞减少,色素细胞内黑色素减少或消失,铁含量增加和脑室扩大,导致黑质致密部信号变低,低信号区连成一片,燕尾消失。早期文献认为"燕尾征"消失诊断的特异性95%、敏感度100%。正电子发射断层扫描(PET)和单光子发射计算机断层扫描(SPECT)在疾病早期可显示纹状体多巴胺转运载体(DAT)功能显著降低、多巴胺递质合成减少,对帕金森病早期诊断、鉴别诊断及检测病情进展有一定价值。

(4) 黑质超声检查:作为一种非侵入性超声影像技术,黑质超声快速、廉价、无创,可以透过颞窗颅骨显示脑组织的二维图像。绝大多数帕金森病患者的黑质回声增强,是目前帕金森病早期诊断和鉴别诊断的有效手段。

(5) 嗅觉检测:嗅棒测试可发现早期患者嗅觉减退。

(6) 心脏交感神经检查:心脏间碘苯甲胍闪烁照相术可显示心脏交感神经功能,帕金森病患者的间碘苯甲胍摄取率下降或消失。

（7）基因诊断：采用 DNA 印记技术、聚合酶链反应（PCR）、DNA 序列分析、全基因组扫描等可能发现基因突变。

8. 帕金森病能治愈吗？

帕金森病是好发于中老年的中枢神经系统变性疾病，其病因在于黑质多巴胺能神经元变性脱失，纹状体多巴胺含量显著降低，乙酰胆碱含量相对增加，从而导致一系列临床症状。所以任何增加多巴胺或减少乙酰胆碱的方法均可治疗帕金森病。这种治疗是长期的，需要终生服药治疗，或可通过手术、康复锻炼、心理辅导等控制症状，但目前尚不能治愈。

9. 帕金森病早期要吃药吗？

疾病早期，若病情未对患者造成心理或生理影响，应鼓励患者坚持工作，参与社会活动和医学治疗，可暂缓给予症状性治疗用药；若疾病影响患者的日常生活和工作能力，则应开始症状性治疗。

10. 帕金森病会遗传吗？

遗传因素是帕金森病的一个重要危险因素，可分为家族性和散发性两种，家族性病例仅占 10%～15%，绝大多数为散发性病例。目前为止，已有 20 余个基因被认为与帕金森病的发病有关，遗传因素在帕金森病发病中的主要作用是增加发病的易感性。遗传易感性在早年发病的帕金森病患者中所起的作用显著大于晚年发病的患者。

11. 帕金森病会传染吗？

帕金森病不是传染病，不会传染，但帕金森病患者的后代比正常人的后代更易患帕金森病，具有一定的遗传易感性。

12. 帕金森病影响寿命吗？

帕金森病虽然不是一种不治之症，却可以严重影响患者的日常工作甚至致残，因此患者常常担心患上帕金森病是否会缩短寿命。其实，帕金森病本身不是一种致命的疾病,一般不影响寿命,并且随着治疗方法和水平的不断提高创新,越来越多的患者能在较长的时间维持高水平的运动功能和生活质量。据统计,在应用左旋多巴治疗以前,帕金森病患者的预期寿命缩短,其死亡率是普通人群的3倍。但应用左旋多巴替代治疗后,帕金森病患者死亡率与普通人群大致持平。因此,帕金森病患者大可不必担心患了帕金森病会影响寿命。

根据临床表现,以震颤为主的帕金森病患者易于早发现、早诊断,而以强直、少动为主者则容易被忽视、误诊,患者及其家属会误以为这些症状是年龄大所致。发病较早的年轻帕金森病患者,病情往往进展快,发病较晚(70岁后)的患者病情进展相对缓慢,但并发症或合并症较多。早诊断、长期坚持有计划地治疗,积极定期与医生交流,调整药物、治疗并发症,合理锻炼、合理的饮食,可延缓帕金森病的致残时间。而如果患者没有得到及时和合理的治疗,很容易导致身体功能下降,甚至生活不能自理,致残率高,给患者带来极大的痛苦,也给其家庭和社会造成沉重负担。后期的各种并发症,如肺炎、骨折、泌尿系统感染、心肌梗死、肌肉萎缩、营养不良等,成为导致死亡的直接原因。

13. 帕金森病能预防吗?

尽管帕金森病的具体发病机制尚未完全明确,尚缺乏有效的根治措施,但是已有研究指出,高脂饮食、感染、早期神经炎症暴露会增加帕金森病的患病风险。因此,采取健康的饮食方式、改善易感因素是预防或延缓帕金森进展的关键。越来越多的研究证实,有氧运动,如太极拳、骑自行车、跑步、散步、瑜伽、游泳可调节帕金森病患者的脑血流量,提升患者的认知功能和身体控制能力,还可减轻未来因姿势步态障碍而害怕跌倒的恐惧心理。在疾病早期,应鼓励患者积极参与社会活动,坚持体育锻炼,结合作业治疗、物理治疗等康复治疗手段,延缓帕金森病的进展及并发症的发生。根据美国运动指南建议,为了达到最佳健康状态,成年人每周至少进行150分钟的中等强度有氧运动,或者每周75分钟的高强度有氧运动,同时进行至少2天的肌肉强化活动。目前精准医疗提倡针对帕金森的高风险个体(如携带致病基因突变携带者、多个风险易感变异携带个体以及存在快速动眼睡眠行为障碍者)可以采用特定的干预措施,通过控制潜在的危险因素和强化相关的保护因素,降低帕金森的发生风险或推迟发病时间。

14. 帕金森病患者的饮食如何选择?

越来越多的流行病学证据表明,饮食对帕金森病的发生、发展有积极或消极的影响,饮食可通过其本身成分(如维生素、脂肪)对身体的直接影响,或可通过调整肠道微生物结构、参与肠道免疫反应来阻止或减缓帕金森病的进展。经典的西方饮食,其特点是高糖、高盐、大量动物饱和脂肪摄入,是帕金森病等神经退行性疾病的最大风险因素之一。目前推崇的地中海饮食,对帕金森具有一定的预防作用。地中海饮食模式主要包括水果、蔬菜、抗氧化剂、膳食纤维和植物化学物质。Maraki 和 Molsberry 团队的一项为期 27 年的大样本研究表明,坚持地中海饮食可降低帕金森病前驱症状(如便秘、抑郁、白天过度嗜睡等)的发生概率,增加患者的执行功能、语言、注意力、专注力和主动记忆的维度。

生酮饮食是一种高脂肪、低碳水化合物和低蛋白质摄入的饮食模式,将主要热量来源从碳水化合物转移到脂肪,通过脂肪代谢增加酮体的产生及其在血液中的浓度,为大脑提供替代能源,增强线粒体氧化代谢,改善神经功能。实验表明,生酮饮食在改善帕金森患者的非运动症状方面效果突出。与常规饮食相比,坚持生酮饮食 3 个月可改善帕金森患者的嗓音障碍指数。有学者提出,生酮相关治疗如果开始得足够早,可能会减缓疾病的进展,甚至延迟或预防疾病的发作。然而,生酮饮食模式可能会引发间歇性便秘、月经不调、嗳气等不良反应。实现营养酮症的衡量标准以及对生酮饮食依从性的判断,在未来的探索中有待进一步完善。

咖啡和茶在当今社会颇受欢迎,多项研究表明咖啡和茶中的咖啡因在多巴胺神经元的变性具有预防和保护作用。红茶中除咖啡因以外的成分(如多酚、黄酮类化合物)在延缓神经退行性疾病中同样发挥着作用。一项横断面研究指出,习惯性摄入咖啡可降低帕金森发病风险,但主要作用于 25～40 岁年龄段,对 50 岁以上人群缺乏作用。

在为帕金森病患者选择饮食时,应考虑到老年患者常伴有动脉粥样硬化、心脑血管病、糖尿病等,结合帕金森病及老年人的特点,给予适当的总热量。人体所需的总热量是靠蛋白质、脂肪、糖供给。帕金森病患者进行食物选择时,不能缺少蛋白质,但不宜过高,因为高蛋白质食物与左旋多巴治疗有矛盾,盲目地给予过高的蛋白质饮食可降低左旋多巴的吸收和疗效。正常情况下,为人体供能的营养素所占比例为:糖占60%~75%、脂肪占15%~20%、蛋白质占10%~15%。结合患者实际情况和饮食习惯,应注意食物的配比构成,主食和副食搭配、荤素搭配等,以发挥蛋白质的互补作用。此外,帕金森病患者便秘很常见,注意补充充足的水分,饮食中给予适量的新鲜蔬菜、水果很有必要,这样既能缓解便秘,又能补充维生素。同时要避免刺激性食物及戒烟、限酒等。

第二章

容易被忽视的前驱期帕金森病

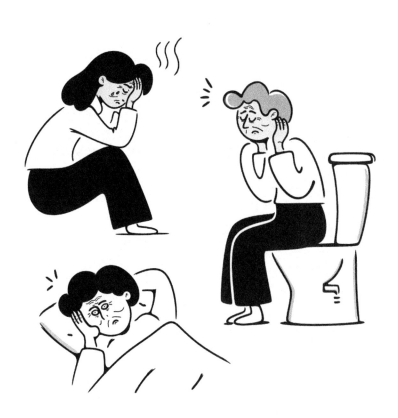

1. 什么是前驱期帕金森病？

在回答这个问题之前，我们需要明白一件事情：帕金森病是老年人常见的神经系统退行性疾病，是一种不断进展的慢性病，所以在表现为帕金森病典型症状之前，已经有许多迹象提示我们可能后面会慢慢发展成为帕金森病。而科学家们为了更好地提前识别并研究出更好且更早的治疗方法，把这些迹象通过一系列复杂运算综合一起，认为未来10年内发展成为帕金森病的风险极高。这个时期就被称为帕金森病的前驱期。

具体来讲，其实早在2012年，国际上就有科学家将帕金森病分为五个阶段：生理变化前期、临床前期、运动前期、诊断前期和帕金森病期。前四期统称为"帕金森病危险期综合征"或前驱期，但是这个分期目前尚无法用于诊断，且很复杂，不利于医生对患者进行诊治。

2015年国际运动障碍病协会发布前驱期帕金森病研究标准，其中将帕金森病分为三个阶段：临床前期、前驱期和临床期。根据国际运动障碍病协会的定义：临床前期为存在神经系统退行性变，但无任何症状；前驱期为存在运动或非运动症状或体征，但尚不足以诊断疾病；临床中期，则可通过典型运动症状诊断为帕金森病。

2. 为什么要研究或者关注帕金森病前驱期呢？

帕金森病对人们来讲是一种比较残酷的疾病，因为它一旦起病，病程发展便不可逆，并且目前所有药物和手术治疗均只能改善患者的临床症状，无法治愈疾病，已开展的针对发病患者的神经保护药物临床试验尚未获得确切的阳性结果。所以，科学家们就会想，如果帕金森病一旦起病就没办法治愈，那能够在发病之前就识别出并采取手段阻止其发病，不就可以避免帕金森病给我们带来的伤害吗？这不就是我们经常说的"治未病"的医学最高境界吗？因此，目前越来越多的科学家认为早期预测和诊断帕金森病前驱期患者并及时进行干预，是延缓乃至阻断患者发病的关键。

3. 帕金森病前驱期的一些迹象是什么呢？

目前科学家对帕金森病的认识已经不仅仅为大家都熟知的患者不自主的四肢抖动、行走困难等这些运动症状，一些非运动症状同样很重要。所以在前驱期内，相应的也是这些迹象提示着我们可能后面会发展成为帕金森病。

首先，俗语讲"一方水土养一方人""近朱者赤近墨者黑"，帕金森病其实也是这样，咱们生活所处的环境以及个人的生活习惯，都在时时刻刻影响着我们的身体健康。比如，经常接触重金属溶剂、杀虫除草剂等的人群，可能更容易得帕金森病；经常喝牛奶的人也更容易得帕金森病，而经常喝茶可能保护我们免遭帕金森病的侵害。一个很有意思的数据是我国人群多饮用含茶多酚较高的绿茶，饮茶者患帕金森病风险为非饮茶者的 0.38～0.73 倍。

其次，这也是人们特别关心的问题，帕金森病会不会遗传？好消息是，帕金森病不是一种经典的遗传病，得了帕金森病，并不一定会遗传给后代。但帕金森病的家族史和特定相关基因位点携带状态均可能增加患帕金森病的风险。我国帕金森病患者家族史阳性率约为 8.9%，在我国帕金森病人群中某些基因突变或特定易感位点出现的频率会更高。这些因素均可能增加我们得帕金森病的风险。

最后，就是我们需要重点关注的情况。出现以下非运动或者运动症状：① 快速动眼睡眠行为障碍（RBD）；② 日间嗜睡；③ 嗅觉功能障碍；④ 抑郁或焦虑；⑤ 便秘；⑥ 体位性低血压（直立性低血压）；⑦ 严重性功能障碍；⑧ 轻微运动症状、体征；⑨ 多巴胺能神经突触前末梢功能显像提示功能受损，需高度警惕后续可能会慢慢演变成帕金森病。各个前驱期症状的发生时间不尽相同，便秘、快速动眼睡眠行为障碍、日间嗜睡以及嗅觉减退往往出现在运动症状出现前 10 年以上；抑郁或焦虑的发生相对较晚，一般发生在 2～10 年。

4. 警惕原因不明的嗅觉丧失

很多帕金森病人常常抱怨说自己闻不出味道，或者说自己以前闻着香的东西现在闻着臭了。

究其原因，嗅觉功能障碍是帕金森病的非运动表现之一，有统计认为，高达88.43%的帕金森病患者会出现不同程度的嗅觉功能障碍。嗅觉功能障碍可分为气味识别障碍、嗅觉鉴别障碍及嗅觉记忆障碍等类型，甚至在帕金森病确诊数十年前即可出现相关表现。有研究报道称嗅觉功能障碍是最早出现的前驱非运动表现，甚至可追溯至帕金森病出现典型运动症状前22年。并且，与其他帕金森病前驱期非运动表现相比，嗅觉功能障碍在帕金森病中具有较高特异性。一项研究纳入了1847例没有帕金森病的参与者，随访5年后发现，60%的帕金森病患者在基线水平即存在嗅觉减退，而未诊断帕金森病的人群中仅有29%的人群在基线水平处存在嗅觉减退。

所以，当我们突然感觉自己嗅觉减退或者嗅觉异常，并且长时间不能恢复时，需要高度警惕后续会出现帕金森病的可能。

5. 惊悚的睡眠体验

睡眠问题同样也是困扰帕金森病患者突出的问题之一，更为奇怪的是，睡眠问题往往不是患者本人首先提出，而是由患者家属首先发现并且严重困扰患者家属的问题。

80%的帕金森病患者都存在睡眠问题，除帕金森病的运动症状和非运动症状可继发引起患者睡眠障碍外，部分帕金森病患者前驱期也可以睡眠障碍为主要临床表现，常见的睡眠障碍主要包括：失眠、不宁腿综合征、快速动眼睡眠行为障碍、日间嗜睡、阻塞性睡眠呼吸暂停和睡眠节律紊乱。其中，快速动眼睡眠行为障碍预测帕金森病发生的敏感性最高。

快速动眼睡眠行为障碍为快速动眼睡眠期的异态睡眠，表现为不愉悦的梦境、患者在睡眠中演绎梦境而出现喊叫、大幅度肢体活动等。当患者出现快速动眼睡眠行为障碍时，本人可能并不知情，只会感觉自己做了一场噩梦。而伴随的睡眠时大喊大叫以及大幅度肢体活动，会严重影响其家属的睡眠情况，甚至导致患者本人或其家属的身体伤害。国外有学者对快速动眼睡眠行为障碍患者随访4年，发现有38%的人发展为帕金森病，随访16年，其比例上升至44.8%。

日间嗜睡，其实就是白天睡觉过多。这可能与昼夜节律的改变相关。有研究显示，衰老引起的睡眠节律失衡直接影响了参与帕金森病发生的异常蛋白的清除。不仅如此,因工作或生活方式造成的睡眠节律紊乱或慢性失眠,同样是帕金森病前驱期的危险因素。例如,经常值夜班的护士相比不值夜班的护士帕金森病的患病风险更高。

因此,当我们近期常做一些较为惊悚的噩梦,或者我们的亲属发现我们晚上睡眠时经常做出一些让人惊悚的举动,就可能提醒着帕金森病的来临。

6. 正确处理便秘问题

几乎所有老年人都有便秘的问题,而今越来越多的年轻人也开始出现便秘情况。或许大家都有这个疑惑:便秘不是因我们自身肠道功能障碍或者生活习惯不良出现的问题吗?和帕金森病又有什么关联?怕不是危言耸听吧?

其实不然,这恰恰表明我们看待帕金森病不能"头痛医头,脚痛医脚"。随着科学家对帕金森病研究的深入,他们发现帕金森病可能影响着我们全身各系统的功能,尤其是肠道功能障碍。甚至,学术界越来越多的研究者认为肠道障碍是帕金森病的最初起源,然后问题慢慢传播到大脑,从而表现出相应的症状。

便秘是肠道功能障碍最常见的症状,帕金森病前驱期相关便秘主要表现为每周需使用通便药物一次以上或自主排便次数每两天少于1次。有80%的帕金森病患者会有便秘症状,有50%的帕金森病患者在出现运动症状前10~20年会出现便秘症状,并随着便秘的严重程度的增加,其帕金森病的发生发展风险也在增加。研究认为,排便次数少于一天一次的人群患帕金森病的概率是排便次数一天一次人群的2.7倍。当随访时间为11~15年时,便秘的人患病概率约为不便秘者的4倍。

因此,出现便秘问题时,引起我们关注的应不仅仅是肠道功能、自身的生活习惯问题,还有可能是帕金森病的前兆。

7. 为什么我一站起来就头晕?

有些患者因为体位相关性头晕来神经内科门诊或者头晕门诊看病,医生往往会测量其平躺及站起时血压,因为这可能是体位性低血压的表现。

体位性低血压是指患者在平卧休息至少15分钟后测得卧位血压,再由仰卧位变成直立位或者倾斜试验60°后的3分钟内测量立位血压,收缩压下降≥20 mmHg或者舒张压下降≥10 mmHg,伴或不伴各种低灌注症状的临床综合征,是帕金森病最常见的自主神经功能障碍。帕金森病体位性低血压的患病率从10%~65%不等。伴体位性低血压的帕金森病患者可能出现头晕、晕厥等脑灌注不足症状,跌倒等意外受伤的风险增高,并且可能导致帕金森病病情加重,甚至增加死亡率。

由于很多患者通常能耐受慢性体位性低血压,自觉症状可能十分轻微,相当一部分的患者还可能会隐瞒或忽略症状不显著的体位性低血压。但体位性低血压的出现不仅会影响患者的生活质量,还是公认的心脑血管事件的危险因素,且与认知功能下降也有一定关系。所以如果你出现一站起来就感觉头晕甚至眼前发黑等情况,一定要及时就医。

8. 保持良好的情绪或许更为重要

抑郁和焦虑是帕金森病最常见的非运动症状。抑郁临床表现为持续性情绪低落、注意力集中困难、工作和生活兴趣降低等。帕金森病患者出现重度抑郁的比例为17%,出现轻度抑郁的比例为22%。帕金森病患者发生焦虑的比例为25%~40%。

帕金森病抑郁在帕金森病早期即呈高峰出现。临床统计发现,第一次出现抑郁症状距离诊断帕金森病的时间窗可以从1年到36年不等,平均前驱期有10年。有学者对抑郁患者进行平均6.8年的随访,发现与无抑郁的人相比,患有抑郁的人在一年内发生帕金森病的风险比为3.2。

长期抑郁不仅会加重帕金森病的运动症状,还会形成恶性循环,严重影响患者生活质量,且增加家庭和社会经济负担。更为严重的是,大量的循证医学数据证实帕金森病与自杀风险增加独立相关。就帕金森病来讲,保持良好的情绪可能更为重要。

9. 出现帕金森病前驱症状一定会得帕金森病吗?

帕金森病是衰老、环境因素和遗传因素共同作用的结果。医生会根据患者的年龄、该年龄段的发病率、易患因素,来评估个体患前驱期帕金森病的风险,只有当计算的概率大于80%,才会诊断为前驱期帕金森病。并不是有上述某一个或者几个症状就一定会得帕金森病。

10. 人人都能成为帕金森病的"算命先生"

在系统评估患者各项信息指标后,根据每项检查结果阳性与否,将所对应的似然比(LR)值相乘即获得该受试者总 LR 值。根据贝叶斯分类法,验前比=先验概率/(1-先验概率),验后比=验前比×LR,验后概率=验后比/(1+验后比)。

当受试者符合帕金森病前驱期的验后概率大于 80% 以上时,即满足前驱期诊断研究标准。因各年龄段先验概率固定,一旦受试者总 LR 值达到该年龄段帕金森病前驱期 LR 阈值,即可认为达到符合帕金森病前驱期诊断研究标准。

各年龄段老年人群 LR 阈值分别为:50~54 岁年龄段,阈值为 1000;55~59 岁,阈值为 515;60~64 岁,阈值为 300;65~69 岁,阈值为 180;70~74 岁,阈值为 155;75~79 岁,阈值为 110;80 岁及以上,阈值为 95。

例如:一例 61 岁男性,有饮茶习惯,有饮酒史无吸烟史,确诊快速动眼睡眠行为障碍,有嗅觉缺失,有便秘,有抑郁,定量运动检测结果阴性。根据年龄,该男性处于帕金森病前驱期的先验概率为 1.25%;计算受试者总 LR 值=1.13(男性)×0.55(茶)×0.76(饮酒)×1.11(不吸烟)×130(RBD)×4.0(嗅觉障碍)×2.2(有便秘)×1.8(有抑郁)×0.6(定量运动阴性)=648。

根据朴素贝叶斯分类法,计算可得该男性处于帕金森病前驱期的概率为[0.012 5/(1-0.012 5)×648] / {1+[0.012 5/(1-0.012 5)×648]}×100%=89%。本例患者验后概率及总 LR 值均达到符合帕金森病前驱期诊断研究标准。此代表其未来患帕金森病的风险极高。

第三章

帕金森病三主症——抖、僵、慢

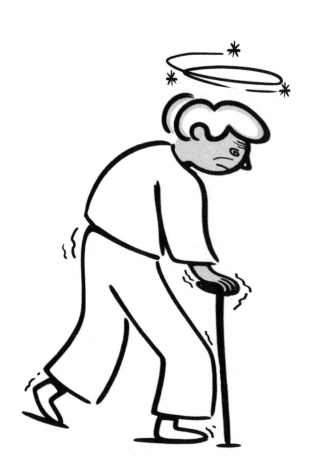

第三章
帕金森病三主症——抖、僵、慢

1. 什么是帕金森病的运动症状?

从前面的内容中我们了解到,帕金森病的运动症状主要表现为震颤、肌强直、运动迟缓以及姿势步态异常,其中震颤、肌强直、运动迟缓又被称为帕金森病的三主症。临床医生结合其症状特点,又将其更为直观地描述为"抖""僵""慢"。

在帕金森病病人中,约有46%的患者以不对称性四肢运动症状起病,常以"N型"进展,即由一侧上肢起病,逐渐累及同侧下肢,最后发展至对侧上肢、下肢。部分学者认为运动症状的不对称性可能与左、右利手以及不对称性侧脑室扩大相关。

帕金森病早期的运动症状通常不易察觉,一些轻微的不对称运动功能减退相对典型的临床症状可能早几年出现,且表现形式多样、非常不典型。因此,早期识别对诊断及治疗意义重大。基于此,下面我们将详细介绍帕金森病运动症状的具体表现以及目前的检查方法,以期越来越多的人能对帕金森病运动症状有更为全面的认识。

2. "抖"的典型表现是什么?

抖,在医学术语中叫作震颤,是指身体某一部分节律性、不自主地震荡运动。其中静止性震颤是指清醒、安静、肌肉松弛状态下肢体出现的不随意的、有规律的震颤,常为帕金森病患者的首发症状,约75%的病人首先出现该症状。

早期主要表现为手足间歇性震颤,大多开始于一侧上肢远端部位,常表现为拇指和食指间的"搓药丸"动作,也有形容为"数钞票"动作。震颤频率一般介于4~6Hz,在静止或精神紧张时易出现,在睡眠和随意运动时症状就会消失。

随着病情的进展,震颤逐渐波及整个肢体,从一侧上肢扩展至同侧下肢及对侧上下肢,甚至影响到躯干、口唇、舌头及头部一般最后受累,此时在随意运动时震颤仍可持续存在。

　　静止性震颤是一种复杂的震颤,通常伴有扭转前、扭转后、弯曲和伸长的交替运动,并非固定不变,通常是可变的。

　　这里需要提及另外两种在帕金森病病人中也存在的震颤形式——姿势性震颤和动作性震颤。姿势性震颤是指肢体在抵抗重力,维持某一个特定姿势或位置时出现的震颤,表现为患者在端碗、端水杯时晃动严重,一般较静止性震颤细而快,平均8～12次/秒。动作性震颤是在任何形式的随意运动中出现,它可能表现为在整个随意运动过程中保持一致的单纯性运动性震颤,也可以是接近目标震颤逐渐加强的意向性震颤,还可以是在执行特定任务时(如写字、打字)过程中表现出的任务特异性运动性震颤。需要强调的是,以上提到的三种震颤形式,只有静止性震颤对帕金森病具有诊断意义。

3. 手抖就是帕金森病吗?

　　随着健康知识的普及,越来越多的人对帕金森病不再陌生,很多人往往都有这样的一个误区——"手抖就是帕金森病"。实际上,从帕金森病的发现历程中可以看出,大多数帕金森病患者确实有震颤,也就是我们所说的抖动症状。然而,手抖、脚抖就一定是得了帕金森病吗?答案当然是否定的。因为在帕金森病患者中,震颤往往是与其他运动症状以及一些非运动症状同时存在,构成帕金森病的综合症状谱。如果老年人只是出现单纯的肢体抖动,而没有伴随其他相关症状,则不能武断地诊断为帕金森病。

　　在临床上,引起手抖的原因其实非常多,下面主要介绍四种震颤及病因:

　　① 特发性震颤(又名原发性震颤):一般特发性震颤的抖为动作性震颤,通常在自主运动中出现,就是患者平时看不出来抖,但是拿起杯子后就有明显的抖动。该病具有一定的遗传性。

　　② 代谢性震颤:最常见的病因是甲状腺功能亢进,表现为双手平举时可见不自主细微震颤,并常伴有突眼、多汗及体重减轻等症状。此外,肝肾功能衰竭、低血糖反应等也是其可能的病因。

　　③ 药物相关性震颤:也是常常容易被人忽略的震颤。其实很多种药物

都可能诱发震颤,包括支气管扩张剂、抗癫痫药、抗精神病药、多巴胺耗竭剂以及一些钙通道阻滞剂(钙拮抗剂)等。故患者在就诊时需详尽地提供自己用药情况,这样才有助于医生做出更为准确的判断。

④ 功能性震颤:多在有某些精神因素如焦虑、紧张、恐惧时出现,有相应的心理学特点,去除促发因素后症状即可消失。

因此再次强调一下,手抖并不等同于就是得了帕金森病,帕金森病也并不都会出现手抖。如果自己及身边的人出现手抖症状,切不可盲目地"对号入座",而是要到神经专科进行就诊,医生会根据具体表现,结合相关辅助检查来最终明确诊断,进而做到因病施治。

4. "僵"的典型表现是什么?

在神经内科门诊,经常会听到家属反映帕金森病患者"动作越来越僵硬""走路手臂摆动越来越少""转头不灵活""浑身酸痛"等等,其实这些生活中表现出的"僵"都是由肌强直导致的。那么什么是肌强直呢?肌强直一般是指被动运动肢体关节时阻力增加,表现为手臂、腿部、颈部、背部以及面部肌肉的收紧及僵硬。早期主要表现为肢体的僵硬,手脚动作笨拙。随着病程进展,患者会出现典型的"铅管样肌强直"症状,即被动运动关节时阻力大小基本一致,不受被动运动速度和力量的影响,类似弯曲软铅管的感觉;当患者合并震颤时,可在均匀阻力中感受到断续停顿,如转动齿轮感,称为"齿轮样肌强直"。后期患者还可形成特殊的屈曲姿态,表现为头部前倾、躯干俯屈、肘关节屈曲、腕关节伸直、前臂内收、髋关节及膝关节轻度弯曲等。因为局部的肌肉强直还常引起手臂或下肢酸痛、肩部疼痛、头痛、腰痛等,故强直症状多数还伴随疼痛症状。

那么,肌强直的患者自身可以做些什么来缓解症状呢?其实除了规范服药,日常生活中有很多运动都可以起到改善肌强直的作用,比如我们可以做一些力所能及的家务,像洗碗、扫地、晾晒衣服、铺床等,还可以经常做一些肢体伸展运动,走路有意识地摆动手臂等等。切不可因肌肉僵硬而抗拒活动,这只会加重肌强直而形成恶性循环。

5. "慢"的典型表现是什么?

帕金森病患者所表现的"慢",其实用医学术语来解释的话就是运动迟缓,这是帕金森病必备的运动症状,主要表现为随意运动减少,动作笨拙、缓慢。临床上运动迟缓表现形式多样,早期以手指精细动作如系纽扣、系鞋带、使用餐具等精细运动的减慢;逐渐发展为全面性随意运动减少,患者晚期常因合并有肌张力增高导致起床翻身困难。患者可见面容呆板、双眼凝视、瞬目减少,酷似"面具脸";同时口、咽、腭肌运动徐缓,表现为语速变慢,语音降低;书写时写字速度减慢,写字不规则或越写越小,呈现"小字征";当进行快速重复性动作时,如对指时表现运动速度缓慢和运动幅度减小。

运动迟缓被认为是帕金森病最容易识别的症状之一,也是原发性帕金森病必备的一项特征性症状,临床医师一般可通过患者手部执行重复、交替动作(如对指、手部伸开握拳和手部旋前旋后动作)和足跟轻叩动作观察是否存在运动减慢和运动幅度递减来协助早期诊断。

6. 对运动症状有具体的检查方法吗?

目前对帕金森病运动症状的评估主要还是通过体格检查和相关量表评定,其优点是比较简单、经济、易于实施,但缺点是主观性比较强,难以评估患者早期轻微的症状和体征。因此,越来越多的研究者们开始借助外部设备来实现帕金森病患者运动症状的客观量化。依据其种类,外接设备可分为电生理设备和力学传感器设备。

电生理设备是通过在特定的身体部位安置电极传感器,通过检测到的生物电信号进而量化绝大多数的帕金森病运动症状,其中表面肌电图(surface electromyography,sEMG)是帕金森病症状量化最常用的电生理设备。sEMG 的大致原理是电极片放置于特定部位,然后获取帕金森病患者不同症状的特定肌电活动,从而达到对震颤、肌强直、运动迟缓等运动症状量化分析的目的。研究表明,通过震颤的肌电信号参数,可以对帕金森病静止性震颤和特发性震颤进行鉴别。此外,脑电图、心电图和皮肤电传导也有报道用于对帕金森病患者运动症状的研究分析,但尚未获得推广,在此不做过多赘述。

sEMG 能直接量化肌肉活动状态,而以可穿戴设备、智能摄像头、智能手机为代表的力学传感器设备,则能直接提取患者运动参数,量化结果更为直观。如可穿戴式传感器,其内含加速度传感器和陀螺仪,可分别获取运动物体的直线加速度和角速度，采集到的运动数据经特定算法转化为相关指标，供临床医生及研究者参考。在日常活动中，可穿戴设备采集的运动数据准确性可达58%~97%。例如美国波士顿公司开发了一款可穿戴式帕金森病评估腕表(Parkinson's Kinetigraph，PKG)，患者佩戴PKG后，腕表实时采集患者运动数据，能用来指导临床治疗，提供治疗干预时机。其次，智能摄像头通过图像和深度传感器可追踪三维空间中物体运动信息，摄像头与人脸识别技术的结合，使面部表情的量化成为可能，并涉足于帕金森病患者"面具脸"的评估研究领域。随着智能手机作为日常生活中最常见的便携式电子仪器，内置IMU、语音记录器及触摸屏，有助于帕金森病患者临床数据的提取。智能手机的监测使用便捷灵活，用户可通过将手机置于裤兜，或使用袖带、腰带等外部固定物将手机固定于脚踝、腰部等简便易行的方式，采集帕金森病患者的运动数据。手机中语音记录器也可提取患者的语音数据，相较单一的运动传感器，智能手机采集的数据类型更加多元。

综上，两种设备技术互补，能实现对多数运动症状的客观评估。但是，目前外部设备的参数较为繁多，各研究之间尚没有统一的标准操作流程和衡量标准，未来仍需要进行更多的实践和研究。

第四章

不抖也会是帕金森病？

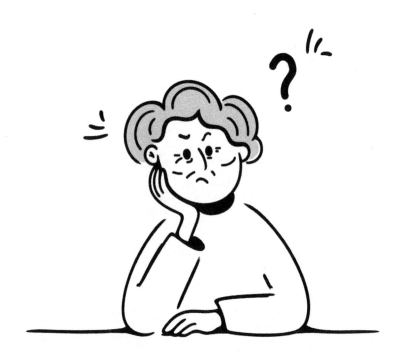

第四章
不抖也会是帕金森病？

1. 关于帕金森病肢体抖动

肢体抖动，特别是手抖，是我们对帕金森病比较直观的印象。在医学领域，这种抖动被称作"震颤"，而帕金森病在一开始被认识时就被描述为"震颤麻痹"。在临床中，帕金森病症状包括运动症状及非运动症状，运动症状包括静止性震颤、肌强直、运动迟缓、姿势步态异常；非运动症状包括抑郁、焦虑、便秘、嗅觉障碍等。其中，震颤（也就是抖动），约70%的患者以其为首发症状，这就说明抖动是帕金森病常见症状，也是帕金森病特征性表现。

2. 不抖也会是帕金森病吗？

抖动虽然是帕金森病常见症状，但并非所有帕金森病患者都会出现震颤，部分病例尤其是高龄老人（70岁以上），可能不会出现明显震颤。目前在帕金森病诊断标准中，运动迟缓是必备的核心症状之一，患者需同时具备静止性震颤或肌强直中的一项症状，再结合其他支持标准，才可诊断为帕金森病。因此，抖动不是帕金森病必备的症状。也就是说，不抖也可以是帕金森病。如果出现运动迟缓，就需要去医院进行进一步评估。

3. 抖动或不抖动帕金森病患者的治疗和预后上有什么区别？

临床上可根据主要运动症状将帕金森病分为震颤型、强直型和混合型。不同分型的帕金森病其临床进程及预后存在差异。

研究表明，以震颤为主导的帕金森病，患者预后较好，或在一定意义上讲震颤的出现是"良性"帕金森病的标志，其发病一般较早，发病后病程进展缓慢，且非运动症状风险低，多巴胺治疗对其有效。

帕金森病非震颤型患者一般发病较晚，疾病进展快，往往预后不良，出现非运动症状风险较高，包括认知功能下降更严重，对抑郁的敏感性以及患痴呆的风险更高,并且对多巴胺替代治疗多不敏感。

4. 抖动或不抖动帕金森病的病理生理机制

目前对于帕金森病震颤及非震颤患者其潜在病理机制尚未完全明确,有研究显示,震颤型(抖动)帕金森病患者,黑质纹状体的退行性变程度相对较轻,大脑皮层的损伤也不严重;非震颤型(不抖动)患者的黑质致密部(特别是中外侧部分)和蓝斑等的神经元细胞丢失更严重。另外一些功能影像研究提示,两种亚型之间的纹状体-皮质网络通路和相关神经回路存在差异。已有研究表明,纹状体-丘脑-皮层通路功能障碍与强直、运动迟缓关系密切,而小脑-丘脑-皮层通路之间的病理性相互作用可能导致震颤的发生,但具体的发病机制仍在进一步研究中。

5. 抖动就一定是帕金森病吗?

临床上,抖动现象发生的原因很多,可分为生理性和病理性。生理性抖动仅在维持某种姿势时出现,且在某些情况如焦虑、紧张、恐惧或使用特殊药物时,可加重或成为一种症状,一般有相应的心理或病史特点,去除诱因症状可消失。病理性震颤常见原因有特发性震颤、药物中毒、帕金森病、甲亢等,如果患者出现单纯抖动,没有运动迟缓、肌强直等症状,帕金森病发病的可能性较小,具体还需要通过相关检查进一步明确病因。

第五章

令人困扰的帕金森病"非运动症状"

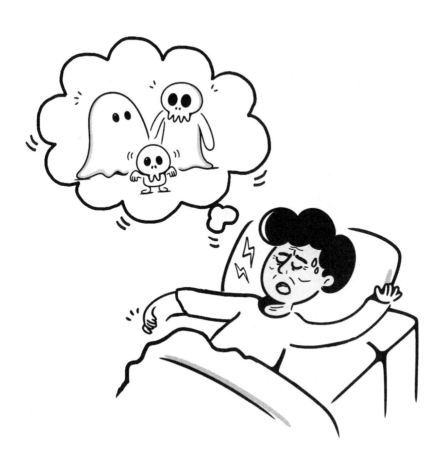

除抖、慢、僵的运动症状外,随着帕金森病的进展,几乎所有患者不可避免都会出现非运动症状。有些非运动症状不仅出现在早期帕金森病患者中,而且会成为首发症状,甚至出现在疾病之前。帕金森病的非运动症状涉及机体多功能障碍,令帕金森病患者非常烦恼。

1. 帕金森病会影响大小便吗?

帕金森病在早期不会影响大小便,但当病情进展影响到迷走神经背核时会造成自主神经功能紊乱,患者常出现顽固性便秘,钡餐检查可显示大肠无张力甚至形成巨结肠。食管及胃痉挛以及胃—食管反流患者,有时恶心、呕吐、食欲不振;因为食物逆流误吸入呼吸道,患者可表现为反复肺部感染和发热。

由于逼尿肌收缩和外括约肌功能障碍,尿急、尿频和排尿不畅是常见的症状,部分帕金森病患者往往一天中要频繁往返洗手间,尤其是夜尿的次数多,并因此导致失眠。尿意有时是不可遏制的,加上患者本身行动缓慢,很容易导致尿湿裤子,但也有部分患者表现为尿潴留。这些症状可随着帕金森病治疗好转而获得改善,若无改善,则应注意除外是否有前列腺肥大或泌尿系统感染等疾病。

2. 帕金森病会影响皮肤吗?

帕金森病患者除了锥体外系和锥体束受损外,还可出现自主神经功能损害,对皮肤的影响表现为皮脂腺分泌增多,所以患者看起来总是油光满面,还可出现脱发及秃顶。

3. 帕金森病会出现哪些情绪变化?

帕金森病患者还有情绪与智力改变,表现为抑郁和(或)痴呆,也可有人格的改变,如冷漠、缺乏自信、焦虑固执、恐惧和情绪不稳。部分患者还可表现为表情淡漠,情绪低落,反应迟钝,自制力差,无自信心,悲观厌世或是情绪焦虑、多疑猜忌、固执、恐惧、恼怒等。应用左旋多巴或抗胆碱能药物治疗期间还可出现抑郁症状或谵妄、躁狂、偏执等精神症状。35%～45%的帕金森病患者伴有抑郁症状。

4. 帕金森病会影响智力吗？

帕金森病是老年人常见的神经系统退行性疾病，在帕金森病的晚期，部分患者常伴有痴呆的表现，称之为帕金森病痴呆。帕金森病痴呆的发生率，比相同年龄组其他疾病患者引起的痴呆明显增高，有人报道其临床发生率为40%。随着年龄的增加，痴呆的发生率也增加，到85岁时帕金森病患者的痴呆发生率为65%。帕金森病患者的痴呆主要有以下几个方面的表现：

① 智能障碍：具体表现为抽象思维能力下降，洞察力及判断力差，理解和概括能力障碍，对事物的异同缺乏比较分析，言语表达及接受事物能力下降，以及学习综合能力下降。

② 记忆障碍：语言记忆减退，视觉记忆、触觉记忆及运动觉记忆障碍，中长记忆明显受损，逻辑记忆受损，瞬时记忆及铭记过程受损，计算力障碍。

③ 视空间障碍：即使在疾病早期患者智能正常时也可能出现视觉空间知觉的改变，而且空间知觉障碍的严重程度与年龄、病程、智力或帕金森病的严重程度无关。主要表现在观察能力及长时视觉记忆下降，缺乏远见、预见和计划性，结构综合能力下降，视觉运动速度缓慢，视觉分析综合能力、视觉运动协调能力和抽象空间结合技能减退。

④ 情绪和行为变化：帕金森病痴呆的患者对周围事物兴趣减退，表情淡漠、无欲、反应迟钝，也可见到易激惹或异常欣快等行为。根据患者出现典型的震颤、肌强直、运动减少等帕金森病症状及痴呆，必要时进行智力量表及智商测验，一般不难作出诊断。

5. 帕金森病影响睡眠吗？

睡眠障碍在帕金森病患者中非常多见，好发于中晚期，突出表现为睡眠维持时间缩短，夜间频繁苏醒和睡眠时间不足导致的第二天困倦嗜睡。患者入睡困难不严重,但夜间多次觉醒,凌晨三四时后再无法入睡。睡眠障碍主要原因归为以下三大类:① 不自主的肢体震颤活动、翻身困难和全身疼痛影响睡眠;② 夜尿;③ 生动的梦境、夜间攻击行为和幻觉。清晨出现肌张力失常、震颤、下肢痉挛或抽动,以及背部或肢体疼痛等症状。

此外,抗帕金森病药物不良反应、睡眠时呼吸障碍、不宁腿综合征、睡眠时周期性肢体运动、快速眼动期行为障碍(暴力行为)、深眠状态(梦游、梦语)、抑郁或痴呆等都可能影响睡眠。

快速动眼睡眠行为障碍在帕金森病患者中发生率高。部分患者在快速动眼睡眠期肌肉不松弛,按梦境中情景活动,如果梦境是暴力性或冲动性的,可导致其攻击行为,如做蹬、踢、击、打等动作,醒后不能回忆。患者配偶或家人因被攻击而惊醒,患者也可能自己受伤。这种行为异常不同于精神异常。

夜间频繁苏醒和睡眠时间变短会导致第二天困倦嗜睡。多巴胺受体激动药对部分患者有催眠作用,造成白天过度嗜睡,其中大多数症状并不严重,一段时间后逐渐消失。

6. 帕金森病影响血压吗?

体位性低血压指由于自主神经功能紊乱,从坐位或卧位站起时血压降低 20～30 mmHg,心率和呼吸不加快,产生头晕甚至晕厥。帕金森病可影响自主神经系统,引起体位性低血压。抗帕金森病药物,如卡左双多巴、多巴胺受体激动药、氯氮平等,也可引起体位性低血压。

7. 帕金森病影响性功能吗?

约 1/3 的男性帕金森病患者有不同程度的勃起障碍,早期表现为难以维持勃起状态。疾病晚期,静脉收缩能力差,表现为勃起不能。阳痿可能是帕金森病的早期症状之一,与帕金森病的自主神经功能障碍有关。某些药物也可能导致或加重阳痿,如抗胆碱能药、三环类抗抑郁药、酒精、抗组胺类药、肾上腺素 β 受体阻滞药。多巴胺制剂很少引起阳痿,溴隐亭还有增强性功能的作用。值得一提的是,由于中国人谈性羞涩,65 岁以下的帕金森病患者就医时被问及或主动提及性功能异常的极少。

8. 帕金森病会出现哪些感觉异常？

帕金森病感觉异常包括疼痛、痉挛、麻木、不宁腿综合征、嗅觉障碍等。

① 引起疼痛的原因很多，包括肢体强直、肌张力失常、睡眠异常、胃肠道不适。肢体强直，通常不伴肢体抖动、痉挛或无力。疼痛多见于肩颈、背和髋部。肌张力失常即肌张力障碍，可使肢体肌肉持续收缩，保持某种不正确的姿势，这样的异常姿势产生不适甚至疼痛。

② 不宁腿综合征（RLS）：常引起睡眠障碍，患者躺在床上常有肢体（下肢常见）不适感，只有活动或刺激才能缓解，这些不愉快的感觉包括感觉异常甚至疼痛。

③ 嗅觉障碍：敏感度最高的可能是嗅觉受损（80%～90%的患者受累），常出现在帕金森病早期，但大多被忽略。无论是患者或医师对此多有遗漏，而且嗅觉障碍的原因很多，特别是局部原因。

④ 帕金森病患者会有身体的某些部位出现异常的温热、寒冷、麻刺感觉。患者出现异常发热感的情况比较多见，身体的某些部位甚至会出现一种烧灼感。药物疗效衰退时症状突出，调整用药有效地控制病情时，症状也相应改善。

9. 帕金森病影响语言吗？

帕金森病患者病情发展到一定程度时，患者不但四肢及躯干出现强直、震颤，下颌、口唇、舌、软腭以及与声带活动有关的喉部肌群都会受到影响。上述器官为构音器官，一旦受损，患者会出现语言障碍。帕金森病早期一般不出现，随着病情的加重，语言障碍逐渐明显，严重时甚至完全不能讲话，常伴有流涎及吞咽困难的症状。帕金森病语言障碍的特点是声音小，语调低，障碍明显者呈耳语样语言。

10. 帕金森病患者为什么经常流口水？

正常人每日唾液分泌量达1～1.5 L，几乎都吞咽进入消化道，而帕金森病患者因口面部肌肉运动迟缓和咽喉部吞咽相关肌肉运动障碍，造成吞咽减少而发生流涎。研究表明流涎在帕金森病中的发生率高达84%，是一种常见的帕金森病非运动症状。该症状常导致社交尴尬和孤立、抑郁、皮肤感染、恶臭和吸入性肺炎。唾液在口腔残留成为吸入源,分泌物累积增加了患者吸入的风险,从而导致帕金森病患者吸入性肺炎发病率和病死率增高。吸入性肺炎占帕金森病患者病死率的20%左右,影响患者生活质量,也增加了看护人员的护理负担。

大多数的治疗手段都集中于减少口水分泌,虽然使用抗胆碱药物可以减少口水分泌,但也产生尿潴留、便秘、记忆减退等副作用。口服1%阿托品滴眼液,每次1滴,每天1~2次,可减少口水分泌同时而避免系统性抗胆碱能反应。腮腺内注射肉毒毒素是一种首选的治疗方法,它可以持续数月减少口水分泌。然而,仍有许多问题未解决,包括肉毒素的最佳剂量或血清型选择、腺体注射部位和注射技术(超声引导与盲法)。目前,尚不能确定每种治疗方法的长期安全性和不良反应。

11. 帕金森病患者会出现吞咽困难吗?

吞咽困难是帕金森病晚期的症状之一。研究发现约30%~82%的患者存在不同程度的吞咽障碍,吞咽困难会引起疼痛和不适,严重的吞咽困难可导致食物摄入量不足,从而导致患者营养状态缺乏,且吞咽困难会导致吸入性肺炎危险性大大增加。

那为什么会引起吞咽困难?吞咽可以分为四个阶段,包括食管上括约肌阶段、食管自身阶段、口咽阶段以及食管下括约肌阶段。在这四个阶段中,可能会因为帕金森病导致的各种各样的病变而引起吞咽困难。

在食管上括约肌阶段,正常情况下每次吞咽举措的末尾食管上括约肌就开始出现松弛,然后出现食管蠕动,食团才会顺利地通过,而帕金森病患者可能食管上括约肌不能进行立即松弛,所以也不会出现食管的蠕动,吞咽就会出现困难。

在食管自身阶段,食管壁受到外来性的压迫,比如胸内甲状腺肿大、主动脉瘤等帕金森病出现的晚期症状,都可能导致食管的蠕动减弱、消失或者出现异常,进而引发吞咽困难。

另外,在食管下括约肌阶段,帕金森病患者的食管下括约肌引起吞咽困难的主要机制是由于食管下括约肌失于缓和。帕金森病晚期大都会见到贲门的痉挛,也可见到食管下端的机械性梗阻,所以也会导致吞咽困难的发生。

那么,对于帕金森患者来说,应该如何应对吞咽困难这一问题呢?首先,患者可以通过调整饮食来缓解症状,选择易于嚼碎和消化的食物,例如煮软的蔬菜和肉类。其次,患者还可以通过慢慢进食和将食物细嚼慢咽来帮助喉咙肌肉更好地协调运动。此外,帕金森病患者还可以尝试一些针对吞咽困难的物理疗法,例如,可以尝试进行口腔操练,使喉咙肌肉得到更好地锻炼和加强,以帮助改善喉部的运动功能。

12. 帕金森病患者为什么经常恶心?

尽管多巴胺类抗帕金森药物可出现恶心的副作用,但近年来人们逐渐认识到恶心也可能是帕金森病本身引起胃排空障碍的表现。大量研究证实了帕金森病患者存在胃轻瘫,包括早期未治的患者。与液体食物相比,固体食物的排空障碍更为明显。恶心与胃轻瘫可产生一种腹胀感和早饱感,从而导致体重减轻。

胃轻瘫也可影响药物左旋多巴在体内的药代动力学,左旋多巴需到达小肠才被吸收,如果从胃到小肠的运输过程延长,临床效应也将延迟。除此以外,胃潴留也可增加左旋多巴的其他效应,而非仅仅是延迟反应。

多潘立酮和胃氧氯普胺都是多巴胺拮抗剂,可改善胃排空,但胃氧氯普胺因其可通过血脑屏障而加重帕金森症状不能用于帕金森病患者;多潘立酮不能通过血脑屏障,对帕金森病患者来说是安全的。最新有报道幽门括约肌肉毒素注射可改善帕金森病胃排空持续至少 3 个月,但仍需进一步证实。胃起搏器植入已被成功用于糖尿病或严重、难治性胃轻瘫,但在帕金森病患者中的应用仍需进一步研究。

13. 帕金森病患者为什么怕冷怕热?

帕金森病患者存在体温调节障碍很早就已被认知,其病理生理基础可能是下丘脑和交感神经节的路易小体沉积。帕金森病患者常会有异常的温度感觉,对热觉或冷觉过敏。一项调查研究发现,尽管寒冷不耐受在帕金森病患者中较热不耐受更为常见,但无统计学差异。

帕金森病患者还可出现出汗异常。有研究发现，帕金森病患者躯干和肢体出汗减少，而面部代偿性出汗增多。头颈部出现不对称出汗现象，且在帕金森病症状更重的一侧出汗量会相应增加。

关于帕金森病体温调节障碍的治疗尚未深入研究，应对的管理主要是采取一些常识性的措施，如避免在极端温度条件下活动。出汗减少的患者还应避免抗胆碱等药物的使用，因为这些药物可能进一步减少出汗和对热的耐受。如果是出汗过多的患者，调整抗帕金森病药物可能会部分缓解症状。

14. 帕金森病会引起腰腿痛吗？

很多帕金森病患者都会出现身体不同部位不明原因的疼痛，日常生活中在做一些如拉拉链、解纽扣、掏口袋等动作时，往往会因为疼痛而动作显得十分艰难，疼痛可以表现为颈肩部痛、头痛、腰痛及四肢酸痛等。目前认为上述疼痛的主要是由于局部的肌肉僵直所致。

治疗帕金森病肌肉僵直引起的疼痛，常常需要补充左旋多巴，多数患者的疼痛在药物起效时随着肌肉僵直的缓解而缓解。但在用药的后期，少数患者在左旋多巴起效的高峰期反而出现下肢，尤其是足趾的痉挛性疼痛。如果出现这种情况，往往较难处理。遇到这种情况，医生常建议减少每次左旋多巴的用量而增加给药的次数，或者增加多巴胺受体激动剂的用量，一般能起到良好的效果。

15. 帕金森病会影响视力吗？

帕金森病患者常常抱怨视力下降、阅读困难、眼发干等视力异常症状。具体来说包括：

① 视觉功能下降：色觉分辨力、对比敏感度、空间分辨力等明显下降。

② 视幻觉：通常在疾病的晚期出现，常伴精神症状。一般由药物引起。

③ 眼睑运动异常：自发性瞬目减少、眼睑痉挛、眼睑开放不能等。

④ 眼球运动异常：眼球微震颤、快速眼球运动行为紊乱。

上述视力异常目前认为主要是帕金森病本身、抗帕金森病药物等治疗的不良反应所致。如患者早期常诉眼干，可能是由于负责眼部运动的肌肉运动功能减退,使得包括眼睑瞬目运动在内的正常生理状态下所必需的运动减少,而这些运动恰恰可使泪液湿润眼球表面、保持角膜光泽、清除结膜囊灰尘和细菌。

视幻觉通常是由于抗胆碱能药物、多巴胺能药物引起的副作用所致,少数患者也可自发性出现。

针对不同原因导致的视力异常,应针对性给予适当处理。对于疾病自身引起的视力异常,应以药物治疗原发病为主,兼顾对症处理,如使用眼膏或人工泪液保护结膜、抗生素眼药水治疗眼睑感染等;对于药物治疗引起的视力异常,则应调整药物剂量或更换药物种类等。

总之,经过适当的处理,帕金森病患者的视力是可以恢复到常人水平的。

16. 帕金森病非运动症状的治疗

尽管非运动症状严重影响着患者的生活质量,但遗憾的是,目前其治疗的循证医学证据相对较少,大部分为经验性治疗且以对症治疗为主。

第六章

警惕帕金森病运动并发症

帕金森病运动并发症主要类型包括症状波动和异动症。

症状波动指是随着疾病的进展以及药物的长期治疗,患者对药物产生波动性反应,可分为"剂末"现象、"开"期延迟或无"开"期、"开-关"现象和"冻结"步态四型。

异动症可分为剂峰异动、"关期"肌张力障碍和双相性异动三型。

第六章
警惕帕金森病运动并发症

1. 何为帕金森病运动并发症?

帕金森病运动并发症是指随着疾病进展和药物治疗而出现的临床异常表现,主要类型包括症状波动和异动症。

(1)症状波动

症状波动指是随着疾病的进展以及药物的长期治疗,患者对药物产生波动性反应,可分为"剂末"现象、"开"期延迟或无"开"期、"开-关"现象和"冻结"步态四型,如下:

① "剂末"现象:这是帕金森病治疗中最常见且最早出现的运动并发症,指患者对一剂多巴胺类药物的反应在服用下一剂药物之前会减弱(通常少于 4 小时),并出现相应的运动症状(如运动迟缓、震颤、僵硬以及起坐困难等)或非运动症状(如疼痛、感觉异常、抑郁、焦虑、静坐不能以及重复刻板动作等)。再次给药后上述症状明显缓解(有时仅持续 1~2 小时)。"剂末"现象中症状的波动与给药周期相关,可以预测。

② "开"期延迟或无"开"期:指一些中晚期帕金森病患者服用原剂量的多巴胺类药物时,出现症状改善启动时间延迟或无症状改善的现象。"开"期延迟或无"开"期症状的波动与给药周期无关,而与药物吸收情况有关,较难预测。

③ "开-关"现象:指患者对药物产生不可预测的"开"或"关"反应,表现为在下一次服药之前,会毫无征兆地突发运动功能"关"的症状,患者在"关"时处于严重运动不能,而在"开"时常伴异动。"开-关"现象中症状的波动与给药周期无关,不可预测。

④ "冻结"步态:指患者在起步、转弯或者接近目标时,突然出现某些异常的下肢运动阻滞动作。根据发病与服药周期的关系,可分为"开期"冻结和"关期"冻结。根据对药物的反应,可分为多巴胺反应性冻结、多巴胺抵抗性冻结和多巴胺诱导性冻结。

(2) 异动症

异动症指帕金森病患者出现舞蹈样、投掷样和肌张力障碍等刻板重复的不自主运动。多起始于症状严重侧下肢远端,并逐渐影响四肢和躯干。依据其临床表现以及与药物浓度的关系,可分为剂峰异动、"关期"肌张力障碍和双相性异动三型,如下:

① 剂峰异动:最常见,指在药物浓度达到高峰时,患者会出现头部来回摇摆、躯干和四肢舞蹈样、投掷样及肌张力障碍等不自主运动,偶可累及呼吸肌。其临床表现模式为帕金森病症状—症状改善—异动症状—症状改善—帕金森病症状。异动症状多于服药30分钟后出现,持续约1~3小时。

② "关期"肌张力障碍:指在药物浓度降至低谷时出现受累严重一侧肢体足趾伸展或屈曲,跖屈曲内收变形,伴明显肌痉挛性疼痛,通常在夜间或清晨发生。

③ 双相性异动:指在药物浓度尚未达到高峰以及药物浓度尚未降至低谷时,出现以下肢(下半身)舞蹈样或徐动样为主的不自主运动,会出现刻板重复的奇异步态,继之发展为"关期"肌张力障碍伴足趾疼痛。其临床表现模式为帕金森病症状—异动症状—症状改善—异动症状—帕金森病症状的双相特征。异动症状多在服药15分钟后出现,持续15分钟左右。

2. 帕金森病运动并发症发病率有多高?一般何时出现呢?

大部分帕金森病患者经长期的多巴胺能药物治疗后,都可能产生运动并发症。研究显示其发生率通常在帕金森病治疗1年后约为3%,6年后约为41%,9年后约为70%。最常见的运动并发症是症状波动和异动症。

帕金森病运动并发症常合并存在。不同的运动并发症出现的时期不同,这一观点已经得到大多数专家的肯定,但对症状发生的先后顺序尚有争议。一般认为,剂末现象是最常见,也是最早出现的运动并发症。Schrag等学者对1183例帕金森病患者进行了10年的随访观察,发现症状波动平均发生在帕金森病起病后6.5年,左旋多巴治疗后4.8年,而异动症出现较晚,分别为起病后6.7年和5.7年。Rajput等学者提出了不同观点,指出异动症是首先出现的运动并发症,然后是剂末现象,最后是开关现象,症状波动发生于左旋多巴治疗 35 个月后,异动症平均比症状波动早发生 7 个月。在他们观察的合并两种并发症的 54 例帕金森病患者中,49 例先发生异动症,只有 5 例患者先发生症状波动,由此认为异动症是症状波动发生的预测因子。

可以肯定的是,运动并发症的发生随发病时间及左旋多巴使用时间的延长,风险逐年增加,甚至在应用左旋多巴单药治疗 1~2 年即可出现运动并发症。而使用多巴受体激动剂可显著减少运动并发症的发生。美国帕金森病研究小组对 301 例早期帕金森病患者随机使用左旋多巴或普拉克索单药治疗,经过 2 年的随访,发现左旋多巴组运动并发症的发生率明显高于普拉克索组(51% VS 48%)。

此外,运动并发症的发生与年龄、性别具有相关性。发病年龄较轻者,病情进展更快,更容易发生运动并发症。有研究对日本 1183 例患者进行了为期 10 年的随访,发现女性患者的症状波动及异动症的发生率均高于男性。

3. 为何帕金森病患者会出现运动并发症?

病理生理学研究表明,帕金森病患者黑质-纹状体多巴胺水平显著低于正常人,通过外源性补充左旋多巴是治疗帕金森病的重要途径,其在脑内经多巴脱羧酶脱羧形成多巴胺,补充内源性多巴胺缺乏。左旋多巴治疗的初始阶段通常被称为左旋多巴"蜜月期",可持续数年,之后出现的症状波动和异动症与左旋多巴给药时间、血药浓度和中枢效应部位药物浓度直接相关。

(1) 中枢药效学机制

黑质-纹状体多巴胺能神经元是左旋多巴转化为多巴胺及其储存的重要场所。随着病情的进展,黑质和纹状体多巴胺能神经末梢进行性缺失,多巴胺能神经元储存和释放多巴胺的调节能力下降,对外源性刺激的缓冲能力降低。左旋多巴治疗的缓冲效应阶段即称为"蜜月期",当这一缓冲效应消失后,单一剂量的左旋多巴很快将超负荷,激活多巴胺能受体。然而,由左旋多巴生成的多巴胺在体内会被迅速清除,仅可引起短暂"开"期。突触前膜多巴胺间歇性释放可形成对多巴胺能受体的波动性刺激,从而引起突触后膜多巴胺能受体发生改变。纹状体突触后膜多巴胺能受体的作用机制在疾病初期可能是正常的,甚至由于黑质-纹状体突触前膜多巴胺能神经元的去神经支配而呈超敏状态。但大量多巴胺非生理性规律的慢性刺激导致这些受体脱敏并表达下调,与此同时,异常合成的左旋多巴和一些多巴胺代谢产物亦阻碍多巴胺对其受体的正常刺激。而且长期应用左旋多巴,也会对其自身的利用和转换产生抑制,如造成参与脱羧的辅助因子过度消耗。

(2) 外周药代动力学机制

左旋多巴作为一种较难溶于水的中性氨基酸,其口服后的血浆半衰期极短,在经肠道吸收至血液和通过血-脑脊液屏障的过程中与其他中性氨基酸竞争。由于其主要吸收部位在十二指肠,因此胃排空延迟可以导致药物滞留在胃部,富含蛋白质的膳食或食物残渣均可降低其溶解,阻碍其从胃到十二指肠的运输。目前认为,左旋多巴的外周药代动力学显示虽能明显影响晚期帕金森病患者的症状波动,但对左旋多巴反应改变并无明显药理作用。然而对治疗方案进行调整,对减少帕金森病运动并发症具有显著效果。基于中枢多巴胺能受体波动性刺激学说,持续性左旋多巴治疗被认为对改善运动并发症具有较好的应用前景,如持续经十二指肠输注左旋多巴。

4. 哪些因素会影响帕金森病异动症的发生?

异动症的发生受多种因素影响,包括遗传因素和非遗传学因素。众多研究发现,非遗传因素如多巴胺能药物、帕金森病临床亚型、年龄性别等对异动症的发生有明显的影响。

(1) 多巴胺能药物

帕金森病异动症的发生与多巴胺能药物关系密切。ELLEDOPA 研究发现,每日较大的左旋多巴剂量增加异动症的发生,但未发现任何临床和影像证据表明早期应用左旋多巴会恶化疾病的发展。STRIDE-帕金森病研究同样发现,异动症发生风险与左旋多巴药物剂量正相关,且这种关系在左旋多巴剂量 $\geq$ 400 mg/d 时尤为明显。Zhang 等对国内 901 例帕金森病患者的多中心横断面调查发现,左旋多巴等效剂量偏大会增加异动症发生,但早期应用低剂量多巴胺能药物可减少将来异动症的发生风险。随后 Kadastik-

Eerme 等对 455 例爱沙尼亚帕金森病患者进行横断面调查,同样发现减少左旋多巴等效剂量和早期低剂量用药可降低异动症发生风险。Espay 和 Lang 认为,相比左旋多巴,多巴胺受体激动剂可延缓异动症的发生。Cilia 等通过对帕金森病患者进行队列研究,发现异动症的发生与左旋多巴治疗时间无相关性,但与更长的疾病病程、更高的每日每千克体重的左旋多巴剂量有关。因此,帕金森病异动症的发生与多巴胺能药物的剂量及类型密切相关。

(2) 帕金森病临床亚型

Kipfer 等对 85 例瑞士帕金森病患者进行了回顾性病例对照研究,结果发现非震颤型帕金森病患者中异动症发生风险增加。Zhang 等对 367 例中国帕金森病患者进行横断面研究,发现震颤表型能显著防止异动症的发生。此外,Nicoletti 等对意大利的 485 例帕金森病患者进行多中心病例对照研究,发现震颤型帕金森病患者发生异动症的风险较僵直型显著降低 50%,提示非震颤型帕金森病患者可能更易发生异动症。

冲动控制障碍和异动症是帕金森病患者接受多巴胺能药物治疗时常见的并发症,两者相似的致病机制提示可能两者间具有相关性。ALTHEA 研究对 251 例意大利帕金森病异动症患者进行病例对照研究,发现约 55% 的异动症患者伴有冲动控制障碍。Zhang 等对 142 例中国帕金森病患者进行病例对照研究,经多因素 Logistic 回归分析,发现冲动控制障碍患者更易伴有异动症。提示伴有冲动控制障碍的帕金森病患者易伴有异动症的发生,在该类帕金森病患者中应更加密切监控异动症的发生,但冲动控制障碍和异动症的发生是否具有因果关系仍需进一步研究。

(3) 年龄、性别等其他因素

除上述因素外,亦有研究提示起病年龄早、女性、低体重、疾病病程长、病情严重等,可能都是异动症发生的危险因素。STRIDE-帕金森病研究认为女性患者体重偏低,而低体重患者体内左旋多巴利用率和血药浓度更高,更易发生异动症。Zhang 等发现 Hoehn-Yahr 分级为 3 级及 3 级以上的患者异动症发生率更高,此外中国帕金森病患者相比欧美患者接受较少剂量的多巴胺能药物,提示医生和患者在帕金森病治疗观念方面的差异可能影响异动症发生风险。

5. 帕金森病运动并发症会带来哪些危害？

帕金森病运动并发症容易造成患者的肢体挛缩、畸形、关节僵硬等；容易导致协调功能障碍，当"关期"肢体僵硬、行走迟缓、姿势步态不稳加重，尤其出现"冻结"步态时，患者容易跌跤，甚至可发生骨折等损伤。

运动并发症还会加重患者精神心理障碍。帕金森病的主要症状表现就是肢体震颤、僵直、动作笨拙以及缺乏面部表情而呈现的面具脸，说话含混不清，声音低沉，流口水，"关期"尤甚，会使病人感到难堪，心理上常有自卑感，不愿参加社会活动，不去公共场所，疏于人际交往，容易出现失眠、焦虑、抑郁等。

出现运动并发症的帕金森病患者多为中晚期，严重者卧床，丧失生活自理能力，需他人照料，增加家庭及社会负担；不能独立起坐、自行翻身，容易合并肺部感染、肺栓塞、下肢深静脉血栓、压疮等；吞咽困难者则会加重肺部感染，易并发营养不良。

6. 帕金森病患者出现症状波动该如何处理？

（1）"剂末"现象

① 添加儿茶酚-O-甲基转移酶（COMT）抑制剂：如恩他卡朋及左旋多巴/卡比多巴/恩他卡朋（达灵唑）。加用COMT抑制剂的话，一般要求左旋多巴减量20%～30%，否则有发生异动症的风险。常见的副作用为腹泻、水肿及肝损害。

② 调整左旋多巴的给药间隔：缩短左旋多巴给药间隔，应在前一剂作用消失之前给予下一剂药物，同时药物的每日总剂量需要酌情增加。

③ 添加或更换不同类型的多巴胺受体激动剂：逐渐增加多巴胺受体激动剂剂量至达到满意疗效且不出现副作用为止，如吡贝地尔、普拉克索、罗替戈汀、罗匹尼罗等药物。

④ 添加单胺氧化酶-B（MAO-B）抑制剂：雷沙吉兰可以延长"开"期，缩短"关期"，并减少运动波动。尽管司来吉兰缺乏循证证据，但在临床治疗"剂末"现象有效。

⑤ 改用左旋多巴控释剂:左旋多巴控释剂在出现"剂末"现象早期使用作用明显,但其生物利用度低,需增加药物剂量20%～30%。

⑥ 可加用金刚烷胺或苯海索。

⑦ 经药物调整,治疗效果仍不满意者,可行外科手术治疗。苍白球内侧核(GPi)脑深部电刺激(DBS)手术和丘脑底核(STN)DBS均有效。此外,单侧苍白球损毁术对"剂末"现象亦有疗效。

(2)"开期"延迟或无"开期"

① 首先判断是否存在药物间的相互作用。口服铁剂、含铝/镁的抗酸剂、维生素B6和降脂药物均会降低左旋多巴的生物利用度,进而降低疗效。

② 停用抗胆碱能药物,如苯海索。

③ 缓解便秘,如采用高纤维饮食及服用乳果糖等泻药。

④ 减少饮食中高蛋白、高脂肪的摄入,可尝试饭前1小时或饭后2小时服用左旋多巴制剂。

⑤ 促进胃肠道蠕动。多潘立酮可促进胃排空,但应注意多潘立酮的不良反应。

⑥ 加快左旋多巴的吸收,可将左旋多巴制剂溶于维生素C溶液或碳酸饮料中服用,也可嚼碎后吞服。

(3)"开-关"现象

① 添加COMT抑制剂:滴定添加COMT抑制剂,避免导致异动症。

② 添加或更换不同类型的多巴胺受体激动剂,如吡贝地尔、普拉克索、罗替戈汀、罗匹尼罗。

③ 调整蛋白质摄入:通常于晚餐时摄入大部分的日常所需蛋白质。

④ 外科手术。

(4)"冻结"步态

① "关期"冻结:增加左旋多巴或其他多巴胺能药物剂量。

② "开期"冻结:可尝试减少左旋多巴剂量,加用多巴胺受体激动剂、MAO-B抑制剂。此外,腓肠肌局部注射肉毒毒素可能会有帮助。

③ 使用感觉、视觉辅助设备:视觉提示或听觉刺激均可帮助患者起步。

④ 抗焦虑治疗：由于焦虑会使"冻结"步态加重，治疗焦虑可能会有帮助。

7. 帕金森病患者出现异动症该如何处理？

（1）剂峰异动

① 减少左旋多巴药物剂量：增加 MAO-B 抑制剂、多巴胺受体激动剂以及 COMT 抑制剂。

② 调整左旋多巴的普通剂型为左旋多巴缓释剂，尤其是异动症状出现在下午或傍晚者。

③ 添加金刚烷胺。其作用肯定，清除时间长。有研究发现，停药 5 个月后金刚烷胺仍有抗帕金森病作用，且能减轻 60%～70% 帕金森病患者的异动症状；常见的副作用为幻觉、皮肤网状青斑等。

④ 添加氯氮平。注意药物不良反应，监测血常规。

⑤ 调整左旋多巴服药次数：若左旋多巴的单次剂量较大，可在总剂量不变的基础上，改用小剂量的左旋多巴多次给药。

⑥ 外科手术：GPi-DBS 和 STN-DBS 对剂峰异动均有效，GPi-DBS 疗效可能更佳。此外，单侧苍白球损毁术有效。

（2）"关期"肌张力障碍

① 睡前服用左旋多巴控释剂，长效多巴胺受体激动剂。

② 晨起时服用或嚼碎左旋多巴药物，嚼碎服用后一般 10～20 分钟起效。

③ 添加巴氯芬。

④ 痉挛肌肉局部注射肉毒毒素。

（3）双相异动

① 剂初异动使用左旋多巴常释剂型或水溶剂型，剂末异动可以加用多巴胺受体激动剂或 COMT 抑制剂，缩短给药时间间隔。

② 无论何种异动，多与左旋多巴药物使用有关，可以在减少左旋多巴剂

量的基础上添加或更换不同类型的多巴胺受体激动剂。

③ DBS 手术：对于双相异动患者，STN 和 GPi 为有效治疗靶点。

8. 帕金森病患者如何预防运动并发症的发生？

目前尚无明确治疗方案可延迟或预防帕金森病运动并发症。由于目前尚没有任何疗法被证明可以减缓疾病的进展，如存在，这种疾病缓解疗法将成为预防运动并发症的最有效措施。为延迟运动并发症，我们可尝试延迟使用左旋多巴以及努力实现持续多巴胺受体刺激（continuous dopaminergic stimulation，CDS）。CDS 是在运动并发症治疗方面提倡的治疗模式，即通过药代动力学和药效学上的优化，借助特殊的给药方式，模拟生理状态下对多巴胺受体的平稳刺激，如果一整天都维持治疗水平的左旋多巴，那么运动波动就会得到预防或消除。

作为一种可能预防和治疗帕金森病运动并发症的方法，CDS 已引起了人们的广泛关注。正常情况下，脑多巴胺能递质系统在纹状体细胞区维持低频刺激，仅在身体有运动计划时才爆发高频刺激；同时，通过脑多巴胺能系统调节纹状体突触间隙多巴胺的摄取和储存，突触间隙的多巴胺浓度一直保持在较低的水平。对于接受左旋多巴替代治疗的帕金森病患者而言，其外源的左旋多巴被储存于残存的纹状体多巴胺能神经元中。随着纹状体区残存的多巴胺能神经元进行性减少，左旋多巴的储存量减少，脑缓冲能力下降，因此，血浆左旋多巴药物浓度的波动可使多巴胺受体处于一种不稳定的激活状态。研究认为，CDS 可减少因波动性受体刺激所引起的纹状体神经元突触后改变。对于已合并帕金森病运动并发症的患者，CDS 可减轻症状波动和异动症严重程度，使患者获得更好的治疗效果。

目前，CDS 的治疗方案是否能够预防左旋多巴诱发的运动并发症，对此仍然存在争议。一项针对复方左旋多巴控释剂与左旋多巴标准制剂预防运动并发症的研究发现，分别使用 2 种方案充分控制帕金森病症状 5 年后，复方左旋多巴控释剂并不能明显延缓运动并发症的发生，且其微弱的优势也归功于其减少了左旋多巴的用量。药代动力学结果显示，尽管口服左旋多巴控释剂的血浆药物浓度峰值降低，但其峰值曲线的图形和位置与左旋多巴普通制剂无差别。因此认为它并未提供 CDS。另一项 5 年的安慰剂对照双盲实验显示,单胺氧化酶B型抑制剂司来吉兰在帕金森病初期与左旋多巴联用,不能延缓左旋多巴诱发的运动并发症,认为司来吉兰的作用仅增加了纹状体突触间隙多巴胺的浓度,而没有提供CDS。虽然联合使用COMT抑制剂和左旋多巴可减少非生理性波动性多巴胺受体刺激,但应用于早期帕金森病患者是否能够延缓运动并发症的发生,尚需长期大样本的临床对照试验证实。事实上,连续卡比多巴/左旋多巴肠内混悬液(CLES)或连续皮下阿扑吗啡输注(CSAI)组成的输注疗法可显著减少晚期帕金森病患者已出现的运动并发症;但尚未在早期帕金森病中研究输注疗法以确定它们是否可以减少或消除运动并发症的发生。实现CDS的替代方法理论上可以包括高效、持续时间长、口服、经皮、皮下、长效或输注递送的多巴胺能药物,以及基于细胞和基因治疗的方法。

  临床上预防延缓运动并发症的关键在于:减慢进行性的多巴胺能神经元的死亡,延缓左旋多巴的使用,减少左旋多巴的用量,使用长效制剂以获得持续的多巴胺受体刺激作用。多巴胺受体激动剂在疾病早期使用可具有上述作用。大量临床研究结果显示,帕金森病患者早期单独使用多巴胺受体激动剂可推迟左旋多巴的起始治疗时间,若与小剂量的左旋多巴合用,可延缓帕金森病患者运动并发症的发生。

第七章

危险的步态与平衡障碍

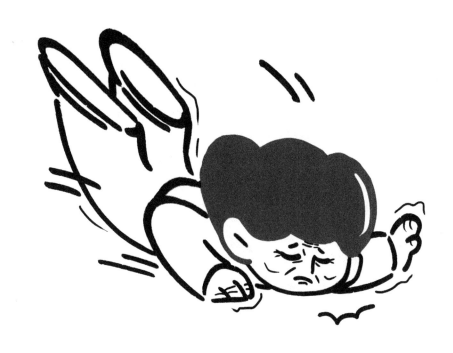

1. 致命的冻结步态与分型

帕金森病,作为常见的中枢神经系统退行性疾病,除了众所周知的运动迟缓、静止性震颤、肌张力增高和姿势平衡障碍外,患者还可能表现出各种各样的步态障碍。步态障碍是帕金森病常见的运动症状之一,具有严重的致残性,早期即可出现,主要表现为步态不稳、步速减慢和步长缩短。随着病情进展至中晚期患者由于手臂摆动幅度和轴向旋转能力降低,可出现慌张步态等。其中,最严重的就是冻结步态(FOG,freezing of gait)。冻结步态是指患者在起步或转弯时突然或短暂发作的不能有效向前的步伐。2008年,Giladi 等人将冻结步态定义为"除了帕金森病或严重的步态障碍外,在没有任何已知原因的情况下,一种间歇性的无法产生有效步伐的现象"。由此可见,冻结步态具有间歇性、短暂性的特点,多数情况下仅持续数秒钟,偶尔超过 30 秒。2015 年,Schaafsma 等人根据冻结步态的不同表现,将其分为三种亚型:

① 小步伐拖足行进型:由于此类患者姿势形式的改变,三屈征,即患者站立时头颈与躯干前倾,驼背弯腰,肘关节、膝关节呈不同程度的屈曲,相继出现,患者身体重心发生前移,致使人体重力点常集中于足尖区域,行走时足外侧及足后侧常呈无负重状态,另外,由于屈伸肌群的肌张力异常升高,患者动态平衡能力下降,稳定性不足,单腿支撑及迈步相肌力不足。种种原因导致足廓清功能障碍。

② 原地震颤型:患者由于受到紧张、焦虑、抑郁、愤怒等各种不良情绪的影响,出现肢体僵直,即克服步行阻滞而出现的双膝或单膝以 38 Hz 交替震颤。

③ 完全运动不能型:即当患者前方有障碍物或者急转弯路段以及遇到复杂的路况时,患者有心理紧张,突发步态停滞,欲迈步而不能移动的现象,短时间双脚停止在地面,持续时间几秒甚至几分钟不等。

2. 冻结步态的发病率与危险性

冻结步态在帕金森病患者中的总体发病率为50.6%，随着病程延长，其发病率逐渐增加。病程不到2年的患者，冻结步态的发病率低于7%，病程为5～10年时，冻结步态发病率为28%～39%，而当病程超过10年时，其发病率高达58%～80%。一般来说，冻结步态的发病率男性高于女性。由于冻结步态的发生具有瞬时性及不可预测性，患者易出现跌倒，给患者带来很多不便，跌倒可引起骨折，使患者必须长期卧床，从而诱发坠积性肺炎、褥疮、营养不良、深静脉血栓形成等疾病，最终导致患者的死亡。同时，由于帕金森病患者易存在紧张、焦虑等负面情绪，在喧闹、嘈杂的环境及众人在此旁观时更易诱发冻结步态，患者会更易闷闷不乐，拒绝参加社交活动，对患者的心理健康造成极大的负担。

3. 冻结步态的发病机制

冻结步态的发病机制较复杂，目前还不十分清楚，主要考虑与以下几点有关：

① 由于帕金森病患者多巴胺能神经元损伤严重，导致内侧苍白球(GPi)/黑质网状部(SNr)过度激活，从而向脑干和丘脑运动区发送强烈的γ-氨基丁酸(GABA)能投射，从而破坏步态的有效处理。

② 联合纹状体和额顶叶皮质在病程早期相对未受到破坏，使得帕金森病患者可以通过目标导向行为调节步态，但此调节过程并非自动化过程，容易受到外界因素的干扰，且情绪波动会阵发性地破坏步态控制。

③ 超直接通路可能是由于增加反应干扰，在激活GPi/SNr的同时，也干扰了涉及自动步态调节的小脑处理。

④ 跨竞争但互补的运动、认知和边缘皮质-基底节环路加工可能导致竞争输入之间的交互对话，并进一步消耗与多巴胺能的步态相关的感觉运动纹状体，从而使步态破坏。

⑤ 当帕金森病进展时，黑质外病变影响步态的注意力代偿会导致左旋多巴抵抗的冻结发生，这个常常会被认为是药物副作用的一种。

4. 影响冻结步态的相关因素

(1) 人口学因素

大部分研究提示男性比女性患者更容易出现冻结步态,这可能与雌激素对黑质多巴胺通路的保护作用有关。但对于年龄与发病年龄对冻结步态的影响,目前尚无定论。有学者认为,年龄越大,起病年龄越早,越容易出现冻结步态;但也有研究认为年龄与发病年龄并不与冻结步态相关。

(2) 病程与 Hoehn-Yahr(H-Y)分期

病程进展作为冻结步态的危险因素目前已经得到普遍认可,目前大多数研究认为,随着病程的增长,冻结步态发生的概率越来越高。另外,H-Y分期作为帕金森病患者的重要评价量表,在预估冻结步态的发展中也起着重要的作用,有研究表明,H-Y分期可作为冻结步态的独立预测因子,H-Y分期越高,冻结步态发生率越高。

(3) 运动症状因素

有研究表明,相较于震颤表型,姿势不稳-步态障碍表型更易出现冻结步态,同时,下肢起病的患者更易出现冻结步态。另外,容易出现运动波动的患者,也更易发生冻结步态,这可能与基底节部位的多巴胺消耗的严重程度密切相关。

(4) 非运动症状因素

近年来,越来越多的研究表明,情绪障碍跟认知功能与冻结步态的发生相关。焦虑与抑郁,尤其是抑郁的患者,更易出现冻结步态。另外,认知水平的高低也对冻结步态的发生产生影响,研究表明,认知水平越低,冻结步态越容易发生。对于睡眠障碍是否与冻结步态的发生相关,目前没有定论,有研究认为,伴有快动眼睡眠障碍(RBD)的患者更易出现冻结步态,但也有研究认为两者并不相关。

(5) 受教育水平

受教育水平与帕金森病患者冻结步态的发生是否相关,结论还有待商榷。有研究认为,受教育程度越高,帕金森病患者发生冻结步态的可能性越低。也有研究认为,受教育水平与帕金森病患者是否发生冻结步态无明显相关性。

(6) 抗帕金森病药物

关于抗帕金森病药物与冻结步态的发生,不同类型的药物有着不同的结论。大部分研究表明,左旋多巴的使用与冻结步态的风险呈正相关,甚至有研究认为,冻结步态是左旋多巴治疗的不良反应。但对于普拉克索等左旋多巴受体激动剂,结论则不完全相同。有研究指出,使用左旋多巴受体激动剂的病患易出现冻结步态,但也有研究呈相反结论。因此,左旋多巴受体激动剂是否为冻结步态的危险因素目前尚无定论。

5. 如何评估步态障碍的严重程度?

(1) 患者主观测评

目前患者可以使用统一帕金森评估量表(Unified Parkinson's disease rating scale,UPDRS)Ⅲ中的冻结步态项目来评价冻结步态的严重程度,另外,功能性前伸试验(functional reach test,FRT)、冻结步态问卷(freezing of gait questionnaire,FOGQ)和 Berg 平衡量表(berg balance scale,BBS)可以作为相关补充。冻结步态的诱发方法是患者原地向左、向右快速旋转360°,可以明显诱发患者冻结步态。另外,动态帕金森病步态量表(DYPAGS)也是近年来比较流行的一种量表,该量表包括前行、后退、前行双任务、后退双任务、左侧转弯、右侧转弯、避开想象障碍物和通过狭窄通道等八项内容,可以有效评价帕金森病患者"开"期冻结步态情况。

(2) 医生客观测评

医生可以通过简易平衡评定测试(Mini-Balance Evaluation Systems

Test,Mini-BESTest)、起立-行走计时测试(Timed Up and Go,TUG)、5次坐立试验(Five Times Sit to Stand Test,5TSTS)、10米步行试验(10 Metre Walk Test,10MWT)、6分钟步行试验(6 Minute Walking Test,6MWT)来评估帕金森病患者冻结步态情况。随着科技的进步及发展,三维步态分析、足底压力测试、肌电检测、步态时空参数、运动学参数等则给医生提供了更客观的参考依据。而可穿戴智能设备、模式识别、机器人学习等技术便于医生更早地和精准地发现冻结步态。

6. 冻结步态的治疗武器一:药物治疗

药物治疗是帕金森病的首选治疗方案,但大量研究表明,左旋多巴剂量的增加有诱发冻结步态的风险。对于普拉克索、吡贝地尔等左旋多巴受体激动剂对冻结步态的影响,学界存在分歧。有研究认为左旋多巴受体激动剂也有增加冻结步态的风险,但又有研究提出相反的结论。那么,是不是所有的抗帕金森药物都没有改善冻结步态的效果呢?答案是否定的。作为单胺氧化酶抑制剂的司来吉兰与雷沙吉兰,有改善冻结步态的效果,尤其是司来吉兰,因其在临床中应用时间长、安全性高,成为医生的主要选择。而雷沙吉兰以及第三代单胺氧化酶抑制剂——沙芬酰胺,还有待进一步研究。

7. 冻结步态的治疗武器二:手术治疗

手术治疗就是大家熟知的脑深部电刺激(DBS),又叫脑起搏器治疗。它可以通过植入性电极对大脑相应的神经核团产生温和的连续电刺激,是帕金森病晚期患者安全且有效的治疗手段,可改善帕金森病患者的步态障碍,明显提高帕金森病患者的自我照顾能力。

DBS可选择的核团主要包括丘脑底核以及脚桥核。对于丘脑底核的刺激能否改善帕金森病患者的冻结步态症状,目前尚有争议,有研究认为,对丘脑底核单纯的高频或低频刺激并不能有效改变帕金森病患者的冻结步态症状,但采用变频刺激,尤其是对双侧丘脑底核的变频刺激,或可有效治疗冻结步态症状。脚桥核在调节步态和姿势中起到重要作用,因此被视为改善帕金森病患者冻结步态症状的重要靶点。单侧或双侧对于脚桥核的低频刺激有助于改善帕金森病患者的冻结步态,但对于单纯高频或变频刺激脚桥核是否能改善帕金森病患者步态障碍目前尚有争议。

8. 冻结步态的治疗武器三：经颅磁刺激

相较于脑起搏器治疗，重复经颅磁刺激(rTMS)是一种非侵入性的脑刺激方法，它主要通过快速变化的磁场产生电流，作用于特定大脑皮层，调节脑活动，但并不影响脑部结构。

经颅磁刺激的靶点及刺激频率的选择是治疗是否有效的关键。通常来说，可以选择的靶点包括小腿的初级运动皮层、运动辅助区域和额叶背外侧皮层。有研究表明，对优势半球的小腿初级运动皮层进行高频的经颅磁刺激已被证明可有效改善帕金森病患者的冻结步态症状。也有研究表明，利用高频电流刺激患者的辅助运动区可能可以改善患者的冻结步态症状。对于低频刺激，目前的研究表明，低频rTMS对于冻结步态的治疗效果是弱于高频的。但总体来说，这类研究的样本量较少，仍需要大量研究进行探索。

9. 冻结步态的治疗武器四：传统康复治疗

传统康复治疗是治疗帕金森病患者冻结步态的重要组成部分，由于其简单易学，不受环境及器械等因素的影响而受到广泛应用。它主要包括以下几个部分：

① 视觉提示：比较常见的视觉提示方法有两种，即横线提示和激光射线提示。两者均通过视觉标记纠正有冻结步态患者的步长、步频、步速等，从而起到作用。目前有研究表明，绿色的标记比其他颜色的标记效果更好。

② 听觉提示：即治疗师通过节奏器、音乐节拍、口令等对患者进行训练，从而使患者记住这种节奏，改善患者的冻结步态症状。有研究表明，如果给予的节奏性刺激的训练步调快于患者本身的步调，则效果更好。

③ 触觉提示：通过给予患者腿部佩戴特殊装置，可以有节奏地振动患者的脚踝，改善患者的行走速度，减少冻结现象的发生。

④ 步态训练：指导患者在地标线处大步行走并大幅度摆动双臂，训练患者的重心转移、平衡及转身功能，以及让患者在狭小的空间通过障碍物，帮助患者脱敏并克服心理障碍。

⑤ 舞蹈训练：在有节奏的音乐节拍刺激下，训练患者向各个方向做各种加速及减速运动，从而使患者的平衡力、协调性、认知力跟注意力得到提高。这种训练方式丰富有趣，因此患者的训练积极性及依从性较高。

⑥ 器械辅助：包括各种带激光的拐杖、助行器等，可以在步态障碍发生时为患者提供有效支撑，并帮助患者保持平衡，避免摔倒等。

10. 冻结步态的治疗武器五：虚拟现实技术

① 可穿戴技术：随着科学技术的进步，人工智能逐渐问世，有研究表明，使用引导光线提示的便携式可穿戴设备可以有效改善患者的冻结步态症状。

② 下肢机器人：下肢机器人将患者的躯干减重，将患者的双足固定在踏板上，使患者随着机器人做各个方向的运动，从而提高患者的运动平衡能力。

③ 步歌：是一套由加拿大科学家创建的功能检测和康复训练系统。它利用音乐和步行的神经可塑性，运动步歌技术激活并重组大脑神经网络，从而实现步态和步幅控制的自主化调节，使患者最终适应正确的步行方式。

④ 卡伦系统训练：借助高清红外线捕捉系统以及内置压力板，可以实时地反馈患者的步态情况，从而对患者步态进行实时评估，并模拟出各种逼真环境，对患者进行训练，提高患者的注意力及肢体协调功能。

⑤ 运动想象疗法：即要求患者在动作之前，在静态中想象完成该动作的步骤及要领，对大脑功能进行强化重组，从而减少患者冻结步态发生的频率。

⑥ 虚拟现实技术：为患者提供逼真的训练环境，不仅能保证训练的趣味性、真实性及安全性，还能进行准确的客观评估。

11. 冻结步态的治疗武器六：祖国传统医学运动

① 八段锦：八段锦作为传统中医养生功法，以人体自身形体活动、呼吸吐纳和心理调节为基本原则，在临床上用于多种疾病的康复治疗。越来越多的研究表明，八段锦不仅可以减少抑郁和焦虑，还能促进运动功能恢复，改善记忆力、注意力和执行能力，从而改善帕金森病患者的步态障碍。

八段锦训练时首先需要平心静气,动作柔和缓慢,强调有意识地控制身体,可以刺激神经系统,增强海马神经,提高可塑性,从而改善认知功能。八段锦通过腰脊椎活动来带动四肢,运动过程中重心不断转换,可以提高患者的平衡功能,改善患者的姿势稳定性及运动协调性。同时,八段锦的训练可以增加躯干和下肢肌肉力量,改善肌肉的运动控制能力,从而调整患者的步态,提高平衡能力。

② 五禽戏:五禽戏是一种模仿虎、鹿、熊、猿、鸟的形态和动作而组成的一套健身功法。有研究表明,五禽戏可以活动膝盖、髋关节,加强下肢肌肉力量,改善肢体平衡能力,同时五禽戏可以改善帕金森病患者的抑郁、焦虑情绪,增强信心,作为药物治疗的补充,改善帕金森病患者的姿势稳定性和步态。比如,五禽戏中"鸟飞"动作需要患者单腿站立支撑,可以增加下肢力量,提高肢体稳定性;而"猿摘"动作需要患者左顾右看,改善患者颈椎的活动,促进大脑血液循环,使患者感觉舒适,缓解患者紧张焦虑的情绪,增强信心;"虎扑""熊晃"动作可以伸展关节周围的韧带,提高关节的灵活性,既能舒展肢体,又能提高核心肌群的力量,从而改善患者的运动障碍,提高生活质量。

③ 太极拳:太极拳是一种动态和静态平衡结合的行动,是两种形式之间的过渡动作,是一种多系统、多关节、多方向的行为,可以有效提高控制步态、姿势和身体功能。无论哪种流派的太极拳都可以起到较好的治疗作用,各种流派拳种之间的差别并不明显。有研究表明,长期规律的太极拳训练可以改善患者 UPDRS 评分、Berg 平衡量表评分、倒走试验评分,短期训练可提高患者的下肢力量和灵活性,长期训练可以改善患者的平衡功能。同时,参加太极拳训练的患者精神状态良好,这表明太极拳训练可以缓解抑郁焦虑情绪,改善睡眠质量,增强信心,激发患者参加集体活动的欲望,从而提高生活质量。

12. 步态障碍的目标性护理

帕金森病患者由于存在步态障碍,易出现反复跌倒,而跌倒可能导致骨折、脑挫伤等,继而导致患者长期卧床,并发坠积性肺炎、压疮、营养不良、深静脉血栓形成,最终导致死亡。适当的护理措施能有效预防跌倒事件的发生,提高患者的预期寿命及生活质量。

目标策略的针对性护理干预是一种强调以患者为中心,通过设定预期的护理目标,给予针对性地强化护理,提高临床干预效果的新型护理方法。首先,需要请相关医生通过量表对患者进行跌倒风险的评估;其次,要将健康宣教建立在跌倒评估的基础上,使患者意识到跌倒的威胁性,同时提高护理人员水平,加强其对跌倒预防知识的掌握,增强患者防跌倒康复训练的积极性和依从性,从而降低患者的跌倒发生风险。

综上所述,帕金森病的危险步态虽然实际存在且很难避免,但多种多样的治疗、康复、护理手段总能改善患者的预后,患者既要充分认识到步态障碍的危险性,也要充分树立战胜危险步态的信心,在患者、家属、临床医务人员的努力下,最终能够战胜疾病,获得更美好的人生。

第八章

怀疑帕金森病,该做哪些相关检查?

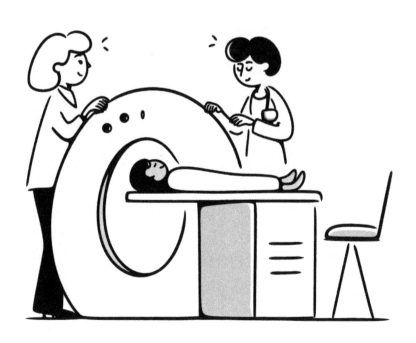

1. 早期帕金森病诊断有哪些关键方法？

首先要了解病史，寻找对应的帕金森病的特征和体征（静止性震颤、肌肉僵直、行动迟缓和姿势异常），通过多巴胺能神经药物的功能测试（美多芭负荷试验）并辅助影像学等检查。

2. 什么是美多芭负荷试验？

多巴胺能负荷试验是指患者在关期状态下，一次服用一定剂量的左旋多巴（如美多芭）或多巴胺受体激动剂，医生通过观察和评估患者的运动特征和血压等指标，了解患者对药物的反应，从而对疾病的诊断、病情的严重程度以及疾病的特征等作出判断。通常称美多芭负荷试验。

3. 诊断帕金森病需要做哪些生化检测？

帕金森病患者的血液及脑脊液生化通常无特异性，但血清铜蓝蛋白、甲状腺功能等检查可以帮助除外肝豆状核变性、甲亢等其他疾病。

4. 诊断帕金森病，需要做哪些影像检查？

① 脑部 CT、MRI 常规检查：一般无特征性改变，临床常用于帕金森病的鉴别诊断。

② 磁共振：近年来，磁共振新技术发展较快，包括 BOLD-fMRI、SWI、DWI 等。新的 MRI 技术优势在于特异性较高，但成像技术及数据分析复杂，且重复性还需要更多的临床研究证实。

③ 正电子发射断层扫描 PET 和 SPECT：在疾病早期可显示纹状体多巴胺转运载体（DAT）功能显著降低，多巴胺递质合成减少，对帕金森病早期诊断、鉴别诊断及检测病情进展有一定价值。

④ 黑质超声检查：作为一种非侵入性超声影像技术，黑质超声快速、经

济、无创,可以透过颞窗颅骨显示脑组织的二维图像。绝大多数帕金森病患者的黑质回声增强,是目前帕金森病早期诊断和鉴别诊断的有效手段。

5. 帕金森病与"燕尾征"

在 MR 高分辨率 T2WI 加权像/磁敏感加权成像(SWI)上,正常黑质核团-1轴位形似燕尾,称为"燕尾征"。对于帕金森病患者而言,黑质核团-1信号较低,表现为"燕尾征"消失,可能是由于神经细胞损失,神经黑色素损耗,黑质核团内铁含量增加,铁氧化状态改变,或者是这些因素共同作用的结果,致使黑质核团-1的顺磁性增加,信号由高变低,不能观察到黑质核团-1的高信号。研究显示,"燕尾征"消失用于诊断帕金森病,准确率大约为 96.67%。

6. 基因检测是否有助于帕金森病诊断?

部分发病年龄较早、家族史阳性、病情进展快、药物疗效差、合并症多的帕金森患者,可能需要使用基因检测来协助疾病诊断、判断疾病预后、筛选治疗药物、遗传咨询评估后代患病风险等。尤其是随着精准医学的发展,针对帕金森病精准的基因修饰治疗也正在开发,因此基因检测在疾病诊断和治疗等领域也发挥重要作用。

7. 其他还有哪些辅助检查可以帮助诊断帕金森病?

① 嗅觉检测:嗅棒测试可发现早期患者嗅觉减退。
② 心脏交感神经检查:心脏间碘苯甲胍闪烁照相术可显示心脏交感神经功能,帕金森病患者的间碘苯甲胍摄取率下降或消失。
③ 多导睡眠图:可以鉴别有无快速动眼睡眠行为障碍。
④ 肌电图震颤分析:可以进一步确定震颤频率,可对帕金森病与原发性震颤进行鉴别诊断。

8. 帕金森病临床症状及严重程度的量表评估

国际运动障碍学会帕金森病综合评定量表(MDS-UPDRS)和 Hoehn-

Yahr 分期量表,可评估运动症状、运动并发症及病情严重程度;非运动症状评定量表(NMSS)、简易精神状态评价量表(MMSE)、蒙特利尔认知量表(MoCA)、汉密尔顿抑郁量表(HAMD)、汉密尔顿焦虑量表(HAMA)、帕金森病睡眠障碍量表(PDSS)等,可评估非运动症状。

9. 如何自我筛查帕金森病?

目前,国际上普遍采用以下 9 个问题的回答,有助于帕金森病的早期筛查,每个问题如果回答"是"就记 1 分,总分超过 3 分,建议进行进一步临床检查。

① "你从椅子上起立有困难吗?"
② "你写的字和从前相比是不是变小了?"
③ "有没有人说你的声音和以前相比变小了?"
④ "你走路容易跌倒吗?"
⑤ "你的脚是不是有时突然像黏在地上一样抬不起来?"
⑥ "你的面部表情是不是没有以前丰富?"
⑦ "你的胳膊或者腿颤抖吗?"
⑧ "你自己系扣子困难吗?"
⑨ "你走路的时候是不是由脚拖在地上小步走?"

第九章

寻找遗传因素

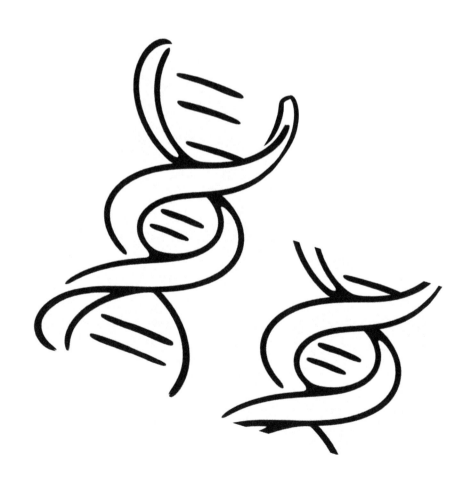

1. 帕金森病和遗传有关系吗？

帕金森病患者及家属经常担心疾病会遗传给下一代，目前认为，帕金森病的发病主要和年龄、环境及遗传因素相关。大多数帕金森病是散发性的，即没有家族史，并在60岁左右发病。但是，部分帕金森病患者在年轻时就发病，而且没有明显环境致病因素存在，进一步研究证明，这些患者体内的某些基因发生了突变或缺失，称之为家族性帕金森病。统计学结果显示，家族性帕金森病患者约占患者总数的10%左右，而剩余的90%则是无家族性致病基因存在的散发性帕金森病患者。

目前对帕金森病是否遗传还没有明确的结论，调查发现其确实有家族遗传倾向。对于遗传的解释主要是由于某些遗传基因会增加对帕金森病的易感性，使得帕金森病的发病风险比不携带的人高一些，而且携带基因突变位点数量越多，得病的风险也越大。有研究表明，帕金森病患者的亲属与健康者亲属比较，前者发病率为后者的2倍，这表明本病有遗传倾向。但绝大多数患者无家族遗传史，特别是通过对双胞胎的研究表明，本病与遗传无肯定的相关性。

总的来说，目前大多数学者认为遗传因素在帕金森病的发病中不是主导因素，对于绝大多数帕金森病患者的发病，更可能是遗传因素和环境因素共同作用的结果。换句话说，遗传因素使得他（她）具有易患帕金森病的素质（遗传易感性），如果以后又接触了环境中的一些可导致帕金森病的触发因素，则成为帕金森病患者。如果某人的直系亲属中有帕金森病患者，那么他（她）患帕金森病的概率就比常人要大一些，所以要特别注意避免接触一些环境中危险因素，如杀虫剂、农药、重金属锰等，避免从事电焊工、农技员等职业。

2. 与帕金森病相关的基因有哪些？

近年来，国内外在帕金森病的相关基因研究中取得了重要进展，研究结

第九章
寻找遗传因素

果显示大概有近20余种基因与帕金森病发病相关。其中一部分被命名为PARK基因家族,包括PARK1~PARK18。其他相关基因也不断被发现,如NR4A2、CHCHD2等。今后还会有更多帕金森病相关基因被发现,相关基因的研究将为帕金森病的病因诊断、发病机制及治疗提供新的方法。与帕金森病相关的遗传基因及致病表现各异:

PARK1基因:又名α-突触蛋白基因(SNCA基因),最早发现于一个意大利人,呈常染色体显性遗传。主要致病表现:① 发病年龄早,平均46岁;② 进展快,平均病程不足9年;③ 有运动迟缓、静止性震颤、强直等典型帕金森症状,常伴有如共济失调、锥体系损害、神经症状等非典型帕金森症状;④ 痴呆发病率高。

PARK2基因:也叫PARKIN基因,呈常染色体隐性遗传,是一个青年型帕金森病基因。主要致病表现:① 发病年龄早,多小于40岁;② 首发症状多为步态异常;③ 左旋多巴治疗有效,但易出现左旋多巴诱导的运动并发症;④ 症状昼夜波动;⑤ 腱反射增高及足部痛性肌张力障碍是其特有的症状;⑥ 基因突变数目与帕金森患病风险成正比;⑦ 可能出现对称发病及肌张力障碍;⑧ 病情进展慢,病程长。

PARK3基因:研究不多,主要在北欧发现其家族遗传性。

PARK4基因:最早发现于美国帕金森患者,该基因与PARK1类似,可能是同一基因。

PARK5基因:常染色体显性遗传,较为少见,最早发现于德国人。

PARK6基因:又名PINK1基因,呈常染色体隐性遗传。主要致病表现:① 发病年龄早,多小于50岁;② 病程长,病情进展缓慢,运动迟缓、肌强直、震颤等症状较轻;③ 小剂量多巴制剂疗效良好,但易出现多巴诱导的运动并发症;④ 腱反射亢进、肌张力障碍,睡眠后症状减轻,精神障碍较少;⑤ 不宁腿症状;⑥ 多巴胺反应性肌张力障碍。

PARK7基因:又名DJ-1基因,首次发现于荷兰患者,呈常染色体隐性遗传。主要致病表现:① 发病年龄早,平均30岁;② 病情进展缓慢,首发症状不对称;③ 多巴胺制剂疗效良好,但易出现症状波动等不良反应;④ 早期行为失常,张力障碍明显,容易出现精神障碍症状(重度焦虑、神经性发作),还有塑像征和短指/趾征。

PARK8基因:又名LRRK2基因,呈常染色体显性遗传。主要致病表现:① 发病年龄较晚,平均59岁发病;② 病情进展缓慢,具有典型帕金森病临床症状;③ 是常见的家族性帕金森、散发性帕金森中不良基因。这是目前帕金森基因研究得比较多的一个基因。其中G2019S是最常见的 *LRRK2* 基因突变点,国内外多有报道。

PARK 9基因:又名 *ATP13a2* 基因,最早发现于约旦,呈常染色体隐性遗传。主要致病表现:① 发病年龄很早,小于21岁,多为青少年发病;② 病情进展快,表现为锥体束征阳性、痴呆以及核上性凝视麻痹;③ 左旋多巴药物疗效较好;④ 头颅MRI显示苍白球、锥体束及广泛脑皮质萎缩,晚期则全脑萎缩。该不良基因导致较为罕见的少年型帕金森病症状,也叫KRD病,患者常出现痉挛、核上性凝视麻痹、痴呆等特点。

PARK 10基因:少见,研究也少。

PARK 11基因:又名 *GIGYF2* 基因,研究较少。有研究对300个中国散发性帕金森患者做基因检测,发现8例。

PARK 12基因:研究较少。

PARK 13基因:又名 *HtrA2* 基因,在亚洲人种中罕见,相关报道主要集中于欧洲人种。

PARK 14基因:又名 *PLA2G6* 基因,呈常染色体隐性遗传。主要致病特征是年轻即起病,进行性发展的伴有视力障碍的锥体外系-锥体系综合征,有早期小脑体征和迟发性帕金森综合征。也有学者认为此是早发型肌张力障碍的致病基因。

PARK 15基因:又名 *FBX07* 基因,呈常染色体隐性遗传。致病表现为进行性的帕金森综合征和锥体束征,故命名为苍白球-锥体束综合征。既有帕金森样的表现,又有痉挛、腱反射亢进、病理征阳性等问题。携带 *FBX07* 基因突变的患者一般其头颅MRI和SPECT显示正常,而FP-CIT SPECT提示黑质纹状体区突触前的多巴胺神经元的丢失。

PARK 16基因:新发现的不良基因,研究较少。日本人、欧洲人中都有发现。

PARK 17基因:又名 *GAK* 基因,台湾地区有报道,此基因可能是中国人患帕金森病的重要危险基因。

PARK 18基因:又名 *HLA-DRA* 基因,多见报道于欧洲人,中国报道少见,可能与多发性硬化症相关。

其他新发现的不良基因：NR4A2基因，晚发型帕金森病，较为少见，中国曾有报道；CHCHD2基因，首次发现于日本人，常染色体显性遗传，研究尚少。

3. 遗传性帕金森病患者发病有什么特点？

帕金森病的发病是环境与遗传因素的相互作用，大部分患者为散发病例，少数病例与遗传相关，涉及多个基因突变。通常把这类与遗传相关疾病称为遗传性帕金森病，这些患者往往发病较早，或有阳性家族史。随着基因检测手段不断进步，遗传性帕金森病受到越来越多的关注。

总的来说，遗传性帕金森病患者发病主要包括以下两个特点：

（1）呈现明显的家族聚集表现，几乎每代都有人发病。文献报道，小部分帕金森病患者直系亲属患有帕金森病，因此有阳性家族史的人患病概率会比一般人高。

（2）发病年龄早：通常在40岁以前发病，以震颤为主的家族型发病率更高，以僵直为主的较少。有些家族遗传性帕金森病与某些遗传因子突变密切相关，这种情况下帕金森病的易感性增加。

4. 基因检测帕金森病相关致病基因是常规推荐吗？

随着精准医疗时代的到来，基因检测被广泛应用于疾病预防、基因诊断、个性化医疗等各个方面。基因检测就是通过体液、血液检测，经提取和扩增其基因信息后，通过基因芯片技术或超高通量SNP分型技术，对被检测者细胞中的DNA分子的基因信息进行检测，分析它所含有的疾病易感基因的情况，从而使人们能及时了解自己的基因信息，预测身体患病的风险，从而有针对性地主动改善自己的生活环境和生活习惯，预防和避免重大疾病的发生。

帕金森病是一种由遗传基因、环境、衰老等因素共同作用导致的疾病，决定了其疑难性和复杂性。基因检测可以明确帕金森病的病因，协助临床诊断和鉴别诊断。在进行基因检测之前，需进行遗传咨询，根据有无家族史、发病年龄、临床表型等进行个体化基因检测。依据中国人群中早发型帕金森病患者的基因突变频率，依次进行 Parkin、GBA、LRRK2、PLA2G6、

PINK1、SNCA、VPS13C、ATP13A2、VPS35、DJ-1等基因的检测。

目前常用的基因检测方法是收集被检测者外周静脉血,利用生物基因技术,通过特定设备及分子生物技术检测方法,扩增受检者基因信息后,对被检测者细胞中的DNA分子信息做检测,分析它所含有的基因类型和基因缺陷及其表达功能是否正常。采用DNA印记技术(southern blot)、PCR、DNA序列分析、全基因组扫描等,在少数家族性帕金森病患者可能会发现基因突变。国内学者已经在国内外报道了中国家族性帕金森病致病基因的重要研究成果,然而家族性帕金森病患者仅占10%左右,所以,目前临床诊断并不是依靠基因检测,还需进一步研究。

对于少数家族史的40岁前疑患有帕金森病者,有条件者可以进行基因检测,但不作为常规推荐。为什么不建议健康者做基因检测以排除有无帕金森病呢?因为即便仅仅是检测出自己携带有易感基因,但是并没有家族史的话,就大可不必那么紧张。即使以后出现帕金森病也应该是出现在较晚阶段,当然,他(她)需要密切关注有无帕金森病相关症状出现,且积极调整生活方式等。

5. 遗传性帕金森病的治疗方案有何不同?

对遗传性帕金森病的治疗要达到三个临床目标。第一目标:对年轻、早期患者的抗帕金森病治疗,目标是保持或恢复其工作能力;第二目标:对中、晚期患者的治疗是为了保持或恢复生活自理能力;第三目标:针对晚期帕金森病患者的治疗,目标是减轻痛苦并延长生存时间。

目前治疗帕金森病的方法,一是药物治疗,二是外科手术治疗,无论哪种疗法都是治疗症状、减轻痛苦,而不能根除帕金森病。治疗帕金森病以药物治疗为主,95%以上的帕金森病患者。通过药物来维持纹状体内多巴胺和乙酰胆碱两种神经递质的平衡,使临床症状得以改善。

目前帕金森病不能治愈,只能对症治疗,缓解病情进展。现有的药物包括左旋多巴、多巴胺受体激动剂、单胺氧化酶B抑制剂、儿茶酚-O-甲基转移酶抑制剂和抗胆碱能药等。外科治疗包括传统的深部脑刺激,以及近年来发展的创伤更小的伽马刀放射外科和磁共振引导聚焦超声。此外,运动康复治疗及细胞治疗等也有了很大的进展。

总的来说，早期诊断与及时治疗十分重要，有助于恢复患者肢体功能、提高其生活质量。

6. 帕金森病基因治疗前景如何？

基因是位于染色体上的一段特定的核苷酸序列，它是携带生物遗传信息的基本功能单位。基因治疗是将正常基因或有治疗作用的基因放进特定的载体中，然后导入人体，要求这种基因在人体细胞中能制造我们所需要的蛋白质，通过它来达到治病的目的。基因治疗的前景虽然很诱人，但现在还有许多问题没有解决，尤其是对其安全性问题存在担忧。

近年来人们着力于研究各种基因治疗帕金森病的方法，一方面导入编码多巴胺合成酶的基因，以增加多巴胺局部含量；另一方面将神经营养因子基因引入到黑质和纹状体，以阻止或减缓多巴胺能神经元的退变，甚至促进损伤神经元的恢复。

虽然众多的研究结果向我们展现了帕金森病基因治疗的美好前景，但欣喜之余我们仍需认识到还有很多问题需要解决，还有很长的路要走。目前研究者们正致力于建立更加安全、有效的载体，使基因能长期稳定地表达，尽可能地减少或消除细胞毒性和免疫原性，建立能进入特定区域的专门载体，并使用特异性启动子，以控制基因精确表达。神经营养因子及其他针对病因的生物活性因子的基因治疗也是进一步探索的方向。

第十章

为什么老人容易患帕金森病？

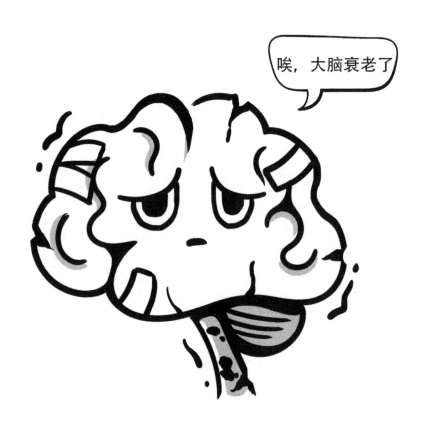

第十章 为什么老人容易患帕金森病？

1. 帕金森病发病的年龄分布

帕金森病多发生于40岁以上，50岁后发病率明显增高，且近年以来发现中青年帕金森病患者有所增多。一项纳入全球范围内47项研究的荟萃分析显示，帕金森病患病率随年龄增长而上升，40～49岁人群中，每10万人里有41名患者；50～59岁人群中，每10万人里有107名患者；55～64岁人群中，每10万人里有173名患者；60～69岁人群中，每10万人里有428名患者；65～74岁人群中，每10万人里有425名患者；70～79岁人群中，每10万人里有1087名患者；80岁以上人群中，每10万人里有1903名患者。此外，70～79岁的亚洲人帕金森病患病率（每10万人里有646人）明显低于欧洲、北美和澳大利亚的同龄人群（每10万人里有1602人）。美国早发型帕金森病的发病率在0～29岁的人群中为0.8 / 10万/年，在30～49岁的人群中上升至3.0 / 10万/年；同时，由于早发型帕金森病病程较长，40岁以下帕金森病患者约占该地区帕金森病总人数的比例达3％～5％，而这一比例在日本高达10％。

2. 为什么老人更容易患帕金森病？

随着年龄的增长，人们患帕金森病的可能性也会增加。从40岁开始，患帕金森病的风险每过十年就会增加约3倍。这是因为，一方面，相关资料证实，随着年龄的增加，黑质多巴胺能神经元数目逐渐减少，纹状体内多巴胺递质水平逐渐下降，纹状体的 D_1 及 D_2 受体逐年减少；且B型单胺氧化酶的含量及活性随年龄而增加及增强，更多地降解多巴胺导致多巴胺明显减少。另一方面，造成帕金森病的环境和遗传因素常常需要时间才能显现出来，在出现震颤等典型帕金森病症状前的20年或更长时间，患者就可能已经患上了该疾病。随着时间的推移，更多的神经细胞死亡，当大约50％的神经元细胞消失后，帕金森病的典型特征才显现出来。

此外，老年人的基础性疾病如高血压、糖尿病、慢性支气管炎等，如不及时采取有效的诊疗措施,可能会诱导帕金森病的发生;长期独居的老人会出现情绪低落以及精神状态不佳的现象,使得独居老人患上帕金森疾病的概率增加;长期便秘也是诱导帕金森疾病发生的原因之一。因此,老年人更易得帕金森病。

然而衰老本身并非疾病的主要原因。通常60岁时,按正常的老化速度,黑质多巴胺能神经元数目丢失总量不足30%,纹状体多巴胺递质含量减少也不超过50%。而实际上,只有黑质多巴胺能神经元数目丢失达50%以上,纹状体多巴胺递质含量减少达80%以上时,才出现帕金森病的运动障碍症状。正常神经系统老化不会达到这一水平,故年龄增高只是帕金森病的一个促发因素。

3. 帕金森病患者的动作慢和老年人的动作慢一样吗?

不一样。

正常人随着年龄的增长,进入老年后会出现动作生理性减慢,但完成一件事所花费的时间一般不会较同龄老年人花费的时间长。而帕金森病患者做一件事则要花两倍或更长的时间,还可能同时合并静止性震颤、肌强直和姿势步态异常等情况。

4. 帕金森病与痴呆是一回事吗?

帕金森病与痴呆是完全不同的。

帕金森病的主要表现是运动障碍;而痴呆的主要表现是智能减退,严重者记不起回家的路,甚至连自己最亲的人都不认识。但部分帕金森病患者会出现痴呆,尤其在疾病的晚期。一般认为,帕金森病患者出现痴呆的可能性是正常人的2~6倍。

5. 帕金森病痴呆与阿尔茨海默病有什么区别?

帕金森病痴呆与阿尔茨海默病的表现有所不同。阿尔茨海默病最主要的表现是记忆力下降;而帕金森病痴呆最主要的表现是执行功能的损害,即解决比较复杂的问题、计划、对抗外界干扰等方面的能力减弱,记忆力下降较少见或后期出现。

第十一章

帕金森病的常用治疗药物

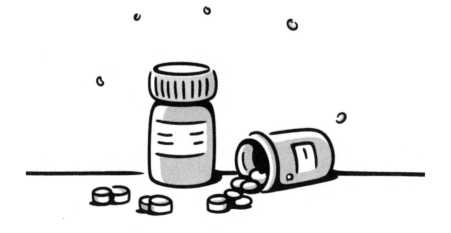

1. 常用的抗帕金森病药物分哪几类？

根据作用机制，常用的抗帕金森病药物可分为以下六类：

（1）复方左旋多巴制剂

复方左旋多巴制剂含有左旋多巴、外周脱羧酶抑制剂两种成分，外周脱羧酶抑制剂可抑制脑外组织中左旋多巴的脱羧反应，左旋多巴通过血脑屏障在脑内经芳香族L-氨基酸脱羧酶的作用生成多巴胺。复方左旋多巴制剂是帕金森病最基本、最有效的药物，对震颤、肌强直、运动迟缓等均有较好疗效，有标准片、缓释片、水溶片等不同剂型。

① 复方左旋多巴标准片：常用的有美多芭（多巴丝肼片）、西莱美（复方卡比多巴片）。初始用量1/4片到半片，根据病情缓慢滴定至疗效满意和不出现不良反应为止，餐前1小时或餐后一个半小时服用。

② 复方左旋多巴缓释片：常用的有息宁（卡左双多巴缓释片），相较于标准片，血药浓度更稳定，作用时间更长，有利于控制症状波动，因此可以减少每日服药次数。因生物利用度较低，起效缓慢，因此将标准片更换为缓释片时，每日首剂需提前服用，剂量也应相应增加。

③ 水溶片：使用方法同标准片，相较于标准片，吸收和起效更快，作用时间与标准片相仿，适用于吞咽困难、晨僵及餐后"关闭"状态的患者。

复方左旋多巴制剂的副作用包括周围性与中枢性表现两类。周围性表现包括恶心、呕吐、低血压、口干、便秘、流涎、心悸等，中枢性表现包括症状波动、异动症、运动困难、精神异常等。严重心血管疾病、肝、肾功能不全，内分泌失调、闭角型青光眼、精神病患者、妊娠及哺乳期妇女禁用。胃与十二指肠溃疡患者慎用。

（2）多巴胺受体（DR）激动剂

多巴胺受体激动剂是一类在分子构象上同多巴胺相似，能直接作用于多巴胺受体的药物,包括麦角类、非麦角类两类。麦角类包括溴隐亭、培高利特、α-二氢麦角隐亭、卡麦角林和麦角乙脲;非麦角类包括普拉克索、吡贝地尔、罗匹尼罗、罗替高汀和阿扑吗啡。因麦角类多巴胺受体激动剂会导致心脏瓣膜病变和肺胸膜纤维化,已不主张使用。目前较推崇非麦角类多巴胺受体激动剂,尤其推荐用于年轻患者早期治疗。因为此类长半衰期制剂能避免对纹状体突触后膜多巴胺受体产生"脉冲样"刺激,可以减少或推迟运动并发症的发生。使用方法为从小剂量开始,缓慢滴定至疗效满意和不出现不良反应为止。

多巴胺受体激动剂的副作用类似于复方左旋多巴制剂,不同之处是症状波动和异动症的发生率低,而体位性低血压和精神症状的发生率较高。若副作用较严重时,可使用多巴胺受体拮抗剂多潘立酮。中度和重度冲动控制障碍、严重痴呆和幻觉、严重肝功能障碍、严重肾功能障碍患者、妊娠及哺乳期妇女禁用。轻度认知障碍、轻度痴呆、轻度低血压、70岁以上老年患者,体弱患者,轻度冲动控制障碍患者慎用。

（3）选择性B型单胺氧化酶（MAO-B）抑制剂

MAO-B抑制剂通过抑制脑内B型单胺氧化酶,阻断多巴胺的降解,相对增加多巴胺含量,补充神经元合成多巴胺能力的不足,可单用治疗早期帕金森病,也可与复方左旋多巴制剂合用,以增强疗效,改善症状波动。

常用的MAO-B抑制剂包括司来吉兰和雷沙吉兰。

① 司来吉兰(第一代MAO-B抑制剂):除抑制MAO-B活性外,有证据表明司来吉兰可通过其他机制增强多巴胺神经的功能,如干扰突触对多巴胺的再摄取,或通过其代谢产物(安非他敏和甲基苯丙胺)干扰神经元对多种神经递质的摄取,增强递质(去甲肾上腺素、多巴胺、5-羟色胺)的释放来加强多巴胺能神经的功能。用法为初始剂量早晨5mg,可增至每天10mg,早晨一次服用,或早晨、中午各服用5mg。勿在傍晚和晚上服用,以避免失眠;或与维生素E 2000IU合用(DATATOP方案)。

② 雷沙吉兰(第二代MAO-B抑制剂):与司来吉兰相比,作用强5～10倍,代谢产物是一种无活性的非苯丙胺物质,副作用更小。用法为每次1 mg,每日一次,早晨服用。MAO-B抑制剂的副作用包括恶心、呕吐、不随意运动、眩晕、体位性低血压等。严重精神病、严重痴呆、迟发性运动障碍、

消化性溃疡患者禁用。与左旋多巴联用时,甲状腺功能亢进、肾上腺嗜铬细胞瘤、闭角型青光眼患者禁用。不稳定高血压、心律失常、严重心绞痛、精神病、伴排尿困难的前列腺增生、严重肝或肾功能障碍患者、运动员慎用。不推荐妊娠及哺乳期妇女使用。

(4) 儿茶酚-氧位-甲基转移酶(COMT)抑制剂

COMT 抑制剂通过抑制左旋多巴在外周的代谢,使血浆左旋多巴浓度保持稳定,并能增加左旋多巴进脑量。COMT 抑制剂与复方左旋多巴制剂合用,可增强后者的疗效,改善症状波动。

常用的 COMT 抑制剂包括恩他卡朋及托卡朋。

① 恩他卡朋:用法为每次 100~200 mg,服用次数与复方左旋多巴制剂相同。若每日服用复方左旋多巴制剂次数较多,则可少于复方左旋多巴制剂服用次数。须与复方左旋多巴制剂联用,单用无效。达灵复(恩他卡朋双多巴片)是由恩他卡朋、左旋多巴、卡比多巴组成的复方制剂,应用便利。

② 托卡朋:能阻止脑内多巴胺降解,使脑内多巴胺浓度增加。用法为:每次 100 mg,每日 3 次。第一剂与复方左旋多巴制剂同服,此后间隔 6 小时服用,可以单用,每日最大剂量为 600 mg。

COMT 抑制剂的副作用包括腹泻、头痛、口干、多汗、转氨酶升高、腹痛、尿色变黄等。此外,托卡朋可能导致肝功能损害,须密切监测肝功能,尤其在用药前 3 个月。肝功能不全、嗜铬细胞瘤、既往有恶性神经阻滞剂综合征(NMS)和/或非创伤性横纹肌溶解症病史的患者禁用,不能与非选择性单胺氧化酶抑制剂联用。不推荐妇女妊娠期使用,在本品治疗期间不应哺乳。

(5) 抗胆碱能药物

抗胆碱能药物通过抑制脑内乙酰胆碱的活性,从而提高多巴胺效应,包括苯海索、丙环定、甲磺酸苯扎托品、东莨菪碱、环戊丙醇和哌立登。临床常用的为苯海索,主要适用于震颤明显的年轻患者。苯海索的用法为 1~2 mg,3 次/天。副作用包括心动过速、口干、便秘、尿潴留、瞳孔散大、视力模糊、影响智能等,严重者可有幻觉、谵妄、精神病样表现。青光眼、尿潴留、前列腺肥大者禁用。高龄老年患者、心血管功能不全患者、高血压患者、肠梗阻或有此病史者、重症肌无力患者、肾功能障碍患者、有锥体外系反应的精神病患者、妊娠及哺乳期妇女慎用。

(6) 金刚烷胺

金刚烷胺是抗病毒药,也是抗帕金森病药。抗帕金森病主要机制是促进纹状体多巴胺的合成和释放,减少神经细胞对多巴胺的再摄取,并有抗乙酰胆碱作用,对少动、强直、震颤均有改善作用,对伴异动症患者可能有帮助。使用方法为每次 50~100 mg,每日 2~3 次,末次应在下午 4 时前服用。主要的副作用有幻觉、不宁、排尿困难、下肢网状青斑、踝部水肿等。肾功能不全、癫痫、严重胃溃疡、肝病患者、孕妇慎用,哺乳期妇女禁用。

2. 帕金森病合理用药需遵循哪些原则?

目前应用的治疗手段,无论是药物或手术,只能改善症状,不能有效地阻止病情的发展,更无法治愈帕金森病。治疗不能只顾眼前,而不考虑将来。因此,合理用药需遵循以下原则,以达到有效改善症状、提高工作能力和生活质量为目标。

① 提倡早期诊断、早期治疗,不仅可以更好地改善症状,而且可能达到延缓疾病的进展速度。

② 坚持"剂量滴定"以避免产生药物急性副作用,力求实现"尽可能以小剂量达到满意临床效果"的用药原则,可避免或降低运动并发症的发生率。

③ 治疗应遵循一般原则,也应强调个体化特点,不同患者的用药选择需要综合考虑患者的疾病特点(是以震颤为主,还是以强直少动为主)和疾病严重度、有无认知障碍、发病年龄、就业状况、有无共病、药物可能的副作用、患者的意愿、经济承受能力等因素。

④ 尽量避免、推迟或减少药物的副作用和运动并发症。

3. 如何通过药物延缓进展?

原则上,一旦被诊断为帕金森病就应尽早予以保护性治疗,以达到延缓疾病进展、改善患者症状的目的。临床上通常采用 MAO-B 抑制剂作为保护性治疗的药物。研究表明,司来吉兰联用维生素 E(DATATOP 方案)治疗可推迟左旋多巴使用的时间及延缓疾病发展约 9 个月。雷沙吉兰为第二代 MAO-B 抑制剂,推迟疾病进展的证据强于司来吉兰。此外,多项研究表明多巴胺受体激动剂和大剂量辅酶 Q10 可能有神经保护作用。

4. 早期帕金森病患者如何选择用药方案?

早期帕金森病患者是指 Hoehn-Yahr Ⅰ~Ⅱ级的患者。疾病早期若病情未影响患者的生活和工作能力,应鼓励患者坚持工作,参与社会活动和医学体疗,可暂缓给予症状性治疗用药。若对生活和工作有影响,则应给予症状性治疗。症状性治疗一般根据年龄和智能情况制定方案:

(1) 老年前(<65岁)患者,且不伴智能减退

① 非麦角类多巴胺受体激动剂;
② MAO-B 抑制剂,或联用维生素 E;
③ 金刚烷胺,若震颤明显而其他抗帕金森病药物效果不佳可选用抗胆碱能药物;
④ 复方左旋多巴制剂+COMT 抑制剂,即达灵复;
⑤ 复方左旋多巴制剂,在①、②、③方案疗效不佳时加用。

以上方案的选择应根据不同患者的情况而定。根据美国、欧洲治疗指南首选方案①、②或③。若因经济原因不能承受高价格的药物,首选方案③。若因特殊工作的需要,力求显著改善运动症状,或出现认知功能减退,首选方案④或⑤,或小剂量应用方案①、②或③的同时,合用方案⑤。

(2) 老年(≥65岁)患者,或伴智能减退

首选复方左旋多巴制剂,必要时联用多巴胺受体激动剂、MAO-B 抑制剂或 COMT 抑制剂。苯海索尽可能不用,尤其是老年男性患者,除非有严重震颤,并且明显影响患者的日常生活能力。

5. 中期帕金森病患者如何选择用药方案?

中期帕金森病患者是指 Hoehn-Yahr Ⅲ级的患者。应根据早期用药的情况制定治疗方案:

① 早期选用多巴胺受体激动剂、MAO-B 抑制剂、金刚烷胺或抗胆碱能药

物治疗的患者,在中期症状改善往往不明显,应添加复方左旋多巴制剂治疗。

② 早期选用低剂量复方左旋多巴制剂治疗的患者,在中期症状改善往往也不明显,应适当增加剂量,或加用多巴胺受体激动剂、MAO-B 抑制剂、金刚烷胺或 COMT 抑制剂。

此外,中期患者亦可能出现运动并发症和非运动症状,相关用药详见以下第 6 条、第 7 条。

6. 晚期帕金森病患者如何选择用药方案?

晚期帕金森病患者是指 Hoehn-Yahr Ⅳ～Ⅴ级的患者。晚期患者的治疗一方面继续力求改善运动症状,另一方面需处理一些伴发的运动并发症和非运动症状。非运动症状的用药详见以下第 7 条。运动并发症包括症状波动及异动症,相关治疗如下:

（1）症状波动的治疗

① 疗效减退或剂末现象:增加每日服药次数、增加每次服药剂量、改用缓释剂、加用雷沙吉兰或恩他卡朋,也可加用 DR 激动剂;

② 开-关现象:可应用长效 DR 激动剂,或皮下持续输注左旋多巴甲酯或乙酯。

（2）异动症的治疗

① 剂峰异动症:适当减少复方左旋多巴单次剂量(若此时运动症状有加重可加用 DR 激动剂或 COMT 抑制剂),加用金刚烷胺或氯氮平。若在使用复方左旋多巴控释剂,则应换用常释剂,避免控释剂的累积效应。

② 双相异动症:若在使用复方左旋多巴控释剂,应换用常释剂,最好选用水溶剂,可以有效缓解剂初异动症;加用长半衰期的 DR 激动剂或 COMT 抑制剂,可以缓解剂末异动症,也可能有助于改善剂初异动症;微泵持续输注 DR 激动剂或左旋多巴甲酯或乙酯更有效。

③ 肌张力障碍:多发生于清晨服药之前,可在睡前服用复方卡比多巴控释剂或长效 DR 激动剂,或在起床前服用弥散型多巴丝肼或标准片。发生于"关"期或"开"期的肌张力障碍,可适当增加或减少复方左旋多巴用量。

7. 非运动症状如何用药治疗？

非运动症状通常包括感觉障碍、自主神经功能障碍、精神障碍、睡眠障碍等，相关药物治疗如下：

（1）感觉障碍的治疗

感觉障碍包括疼痛、麻木、痉挛、嗅觉障碍等。疼痛、麻木与疾病本身有关，最有效的治疗方法就是抗帕金森病药物，其中疗效最好的为复方左旋多巴制剂，必要时可选用非甾体消炎药。痉挛可适当选用肌肉松弛药，如巴氯芬。嗅觉障碍目前无特殊治疗措施。

（2）自主神经功能障碍的治疗

自主神经功能障碍包括便秘、泌尿障碍、体位性低血压等。便秘患者应适当增加饮水量并进食高纤维含量的食物，停用抗胆碱能药物，必要时加用通便药。泌尿障碍患者应减少晚餐后饮水量，可试用奥昔布宁、莨菪碱等外周抗胆碱能药物。体位性低血压患者应穿弹力裤，适当增加盐和水的摄入量。睡眠时抬高头位，不应快速变换体位。可选用屈昔多巴或米多君。

（3）精神障碍的治疗

精神障碍可表现为多种形式，包括焦虑、抑郁、幻觉、精神错乱、意识模糊、冲动控制障碍、认知障碍、痴呆等。若精神障碍与抗帕金森病药物有关，则依次递减或停用抗胆碱能药物、金刚烷胺、MAO-B抑制剂、多巴胺受体激动剂，待症状明显缓解乃至消失为止。对经药物调整无效的严重幻觉、精神错乱、意识迷糊，可加用非经典抗精神病药，如氯氮平、奥氮平、喹硫平等。认知障碍和痴呆的患者可选用胆碱酯酶抑制剂，如多奈哌齐、加兰他敏。

（4）睡眠障碍的治疗

睡眠障碍主要有失眠、快动眼睡眠行为障碍和不安腿综合征。失眠若与帕金森病的夜间运动症状有关，可在睡前加用息宁，必要时可选用艾司唑仑等药物助眠。快动眼睡眠行为障碍可睡前加用氯硝西泮。不安腿综合征可睡前加用多巴胺受体激动剂。

第十二章

帕金森病患者有哪些饮食要求?

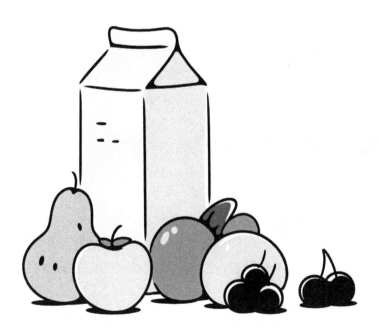

1. 帕金森病患者的饮食原则

帕金森病患者饮食要遵循个体化、具体化原则,建议患者每天分多次进食,每次食量适中,避免大量进食或过度饱腹。① 个体化原则:即因人而异。如,伴有糖尿病的老年帕金森病患者,饮食应注意降低含糖量;对伴有冠心病或高血压的老年患者,饮食要以高维生素、适量蛋白质为主,限制动物脂肪和食盐的摄入量。② 具体化原则:同一患者在不同病程阶段所具体选择的膳食类型不同,可根据病人的年龄、活动量给予足够的总热量。如,异动症患者耗能增加,故所需能量高于同年龄段的正常人;帕金森病中晚期患者的日常活动显著减少,所以所需能量可能会低于正常人。

每日的食物尽量多样化,多吃蔬菜瓜果,适当增加全谷物和薯类:每天大约吃 300 克的蔬菜或瓜类,1~2 个中等大小的水果。经常适量吃奶类及豆类。适量蛋白质的摄入,每日每千克体重 0.8~1.0 克。高蛋白质饮食会延迟左旋多巴药物(如美多芭、息宁、西莱美、达灵复等)的吸收,影响药效。蛋白质饮食安排:对服用左旋多巴有运动波动的患者,建议将一日所需的大部分蛋白质放在晚上进食(早餐和午餐低蛋白饮食),可提高左旋多巴的功效。建议晚上睡觉前喝一杯酸奶或牛奶。需要注意的是,帕金森病患者本身需要蛋白质营养,并非禁忌蛋白质摄入,只是要和左旋多巴分开摄入,以免降低药物的疗效。

老年帕金森病患者易发生骨质疏松及骨折,建议每晚喝一杯酸奶,可根据血清总 25 羟-维生素 D 水平,酌情补充维生素 D。经常食用蚕豆,因为蚕豆中含有天然的左旋多巴,能改善"开-关"现象,减轻异动症的症状,改善运动迟缓及震颤的作用,并改善患者肌张力。另外,瓜子、杏仁、黑芝麻、小米、黑米、黄豆等富含酪氨酸,对患者有益。可进食瘦肉型家禽、家畜或鱼类,不吃肥肉、动物油和动物内脏。每天喝 6~8 杯水及饮品(800~1 000 ml),下午 5 点以后尽量不饮水或者吃含水分多的食物,可防止夜间尿频。可适当饮用茶及咖啡,养成喝茶及咖啡的饮食习惯可增加脑内多巴胺的含量,在一定程度上可以降低帕金森病发病率及延缓帕金森病症状的进展,这对帕金森患者是有益的。

地中海式饮食:即一种富含水果、蔬菜、豆类、全谷物、家禽和鱼类,低饱和脂肪酸,适量酒精的饮食类型,可降低帕金森前驱症状(如便秘、抑郁、白天过度嗜睡等)的发生概率,也降低帕金森病的发病风险。

需谨慎摄入的食物:① 富含胆碱、维生素 B_6 的食物,如鱼子酱、麦芽、动物肝脏等,这些会很明显降低抗胆碱能药物(如苯海索、苯扎托品等)的疗效,影响患者症状改善。② 辛辣和热性食物:辣椒、生姜、浓茶、烈酒等为刺激性食物;牛肉、羊肉、狗肉、河虾等为温热性食物。辛辣、热性的食物会加重患者便秘。

2. 进食调整降低帕金森病药物的胃肠道反应

① 美多芭:餐前一小时或餐后一个半小时服用,服药期间可能会出现恶心、呕吐、胃纳减少等症状,建议可吃一些低蛋白质的食物,如饼干、水果、果汁、干吐司、燕麦片等,以减少消化道反应,喝姜汁也有缓解恶心、呕吐的效果。

② 少数患者服药后会出现不自主运动加重的症状,这常常与左旋多巴单次剂量摄入过多有关。可以在餐后吃药,通过延缓药物吸收速度来减轻不自主运动症状。

③ 多巴胺受体激动剂(如普拉克索、吡贝地尔、罗匹尼罗等):这类药尤其是吡贝地尔(泰舒达),胃肠道反应较大,可以出现严重的恶心呕吐、食欲下降,甚至上腹部疼痛、便秘等症状,建议餐后1~2小时服用药物,从小剂量开始,逐渐增加剂量。

④ 经过调整服药与饮食时间上先后顺序或者通过减少剂量等措施,患者仍然出现严重消化道症状,可加用吗丁啉,餐前半小时服药以减轻胃肠道反应。

⑤ MAO-B 抑制剂(如司来吉兰、雷沙吉兰、沙芬酰胺等):建议早上和中午餐后服用,但避免同时食用咖啡和奶酪等食物。

⑥ COMT 抑制剂(珂丹):需与美多芭同时服用,不能单独服用;同样要避开高蛋白饮食。药物会使尿液变成砖红色,属于正常反应,不用紧张担

心,适当多饮水。可能有肝脏损害的风险,可定期监测肝功能。

3. 饮食和帕金森病症状

(1) 便秘

帕金森病患者便秘的发生率很高,且症状较严重。建议每天多饮水,可以尝试每天比前一天多喝半杯水的方法,逐渐增加饮水量直至每天6～8杯。饮食中添加更多纤维或者食用富含高纤维的食物,建议每天大约300克的蔬菜或瓜类,1～2只中等大小的水果。多吃高纤维食物,如粗粮、蔬菜、水果,促进肠道蠕动。添加含有益生菌和益生元的食物,可以改善肠道菌群,缓解便秘。定期锻炼:稳定、适度剧烈的运动,如散步、游泳或轻微的举重,可缓解便秘。药物治疗:西药如促肠动力药物比沙可啶、缓泻剂乳果糖、聚乙二醇等,中成药如麻仁丸、大黄片、番泻叶等。粪便嵌塞时,可使用开塞露栓剂。

(2) 餐后低血压

帕金森病患者经常出现血压波动,如餐后低血压、卧位高血压等。以下措施可以一定程度缓解餐后低血压:① 大量进食碳水化合物每天至少喝6～8杯水;② 食物中添加盐或吃咸的食物;③ 避免热饮或含酒精制品;④ 少食多餐;⑤ 定期锻炼;⑥ 行为调整:缓慢体位改变,避免长时间站立,抬高床头或者使用更多的枕头,使用压缩软管或腹部绑扎器;⑦ 使用加压弹力袜。

(3) 吞咽问题

对于中晚期帕金森病患者来说,咀嚼、吞咽困难的发生率高达35%～82%,且与其他症状互相关联,可能导致脱水、便秘、营养不良、吸入性肺炎甚至窒息,对患者生活质量和生命安全均造成严重威胁。对于进食方式的建议有:

① 日常生活中可采取切碎、煮烂食物的方法,或者使用料理机将食物打成糊状;

第十二章
帕金森病患者有哪些饮食要求？

② 咀嚼、吞咽功能训练；

③ 多吞咽口水，说话前记得先吞咽口水；

④ 进食时少量、细嚼慢咽，每口食物吞咽两次；

⑤ 喝水时每次含半口水，分 2~3 次咽下，避免仰头饮水；

⑥ 使用吸管饮水时，不要吸得太急、太多，含进口内的吸管不宜过长；

⑦ 口内有食物、水时，不要说话；

⑧ 患者进行进食训练时，应先从吞咽口水开始，然后少量饮水，确定无明显呛咳之后再过渡到稀汤、粥，最后尝试细软食物。

第十三章

强大的多巴胺作用

多巴胺是一种神经递质，能够帮助细胞传递信息，主要负责大脑的愉悦情绪，可以产生兴奋、快乐，也与上瘾相关。

第十三章
强大的多巴胺作用

1. 多巴胺是什么？

多巴胺是一种神经递质，其化学名称为 4-(2-乙胺基)苯-1,2-二酚，简称 DA。瑞典科学家 Arvid Carlsson 等三位科学家因研究确认多巴胺的生理作用而获得 2000 年诺贝尔医学奖。他们发现多巴胺能够帮助细胞传递信息，主要负责大脑的愉悦情绪，可以产生兴奋、快乐，也与上瘾相关。

2. 多巴胺影响人的情绪及行为模式

人的情绪及行为模式无时无刻不处于体内各种激素的调控之下，激素们演绎着复杂冗长的剧情，呈现出人生百态，而多巴胺在其中扮演了重要的角色。多巴胺是下丘脑和脑垂体中的一种关键神经递质，能直接影响人的情绪，这种神奇的物质可以使人感觉兴奋，传递开心激动的信息，激发人对异性的情感。我们的大脑中有一个爱情中心，就是下丘脑，下丘脑会分泌出大量的多巴胺、肾上腺素等，就像丘比特之箭，当人们面对有好感的异性时，多巴胺就会源源不断地分泌出来，从而使人产生迷恋及幸福的情绪感受。

同时，多巴胺带来的兴奋可以使人上瘾，比如吸烟、酗酒甚至吸毒，都可以刺激多巴胺的分泌，令人飘飘欲仙，难以戒掉。一些有趣的研究结果显示，购物带给人的愉悦心情也与强大的多巴胺相关。琳琅满目的商品和对购物收获的期待都会刺激大脑主要区域，使多巴胺浓度快速上升，甚至超过了实际收获时的兴奋，于是即使是只逛不买，或者搜寻降价打折都会令人感觉很有乐趣。反而有可能当时买了一件觉得十分喜欢的衣服，拿回家却束之高阁，那是因为当购物完成之后多巴胺浓度迅速下降，看到这件衣服的时候也不再有当时兴奋的感觉，所以冲动购物的罪魁祸首也正是多巴胺。

3. 多巴胺的代谢途径

（1）多巴胺的合成和储存

多巴胺如此神奇，那么多巴胺是怎么产生的呢？其实，多巴胺的合成主要来自我们的饮食。酪氨酸和苯丙氨酸在食物蛋白中含量丰富，苯丙氨酸既可以在肝脏中被苯丙氨酸羟化酶转化成酪氨酸，又可以在脑内被酪氨酸羟化酶转变成酪氨酸。食物中及各种途径生成的酪氨酸被特异性转运体运送至脑内的多巴胺神经元内，在酪氨酸羟化酶的催化作用下，就会转变成中间产物——左旋多巴。而左旋多巴在芳香族氨基酸脱羧酶（多巴脱羧酶）的作用下转变成最终产物——多巴胺。同时，细胞质内大部分的多巴胺经突触囊泡膜上的单胺囊泡转运蛋白-2转运进入突触囊泡储存，胞质中的多巴胺浓度处于较低水平。这意味着，神经突触囊泡中储存着一定量的多巴胺，在各种刺激下才会释放出来。平静状态下我们脑内多巴胺含量很低，这也就解释了为什么人们常常感觉无聊甚至不开心，而寻求各种刺激后再次感受到快乐。

（2）多巴胺的释放

多巴胺的释放意味着快乐释放，而神经突触中多巴胺究竟又是怎么被释放出来的呢？当各种刺激反应到大脑即为神经冲动，传导至神经突触时产生动作电位，促使膜蛋白结构改变，允许Ca^{2+}内流，囊泡与神经末梢或树突融合，通过胞吐作用将多巴胺释入突触间隙，由此多巴胺释放，人们再次感受到快乐和幸福。

（3）多巴胺的回收和代谢

人们常说"乐极生悲、快乐是短暂的"，这也表明多巴胺的释放不是无穷无尽的，而且释放出去的多巴胺要么被消耗掉、要么被回收。这一过程同样发生在神经系统，神经末梢经转运体或膜内外浓度差，将多巴胺回收入神经末梢，以供再利用。神经胶质细胞和非多巴胺神经元一定程度上也回收和代谢多巴胺，这样实现了多巴胺的再利用。

4. 多巴胺能神经元在中枢神经系统的分布

医学上能合成和分泌多巴胺的神经元,被称为多巴胺能神经元。多巴胺能神经元主要分布在脑内三个部位:

① 中脑黑质致密部,其轴突投射至纹状体,形成中脑黑质-纹状体通路。这一神经通路的主要功能是作为锥体外系的一部分,协调随意运动,控制运动的精度和准度。

② 腹侧被盖区,其发出的轴突投射至边缘系统,包括伏隔核、前额叶皮质、扣带皮质等,形成腹侧被盖区-边缘系统通路。这一神经通路主要控制"喜怒哀乐"、成瘾、恐惧、欣快感等精神心理活动的产生。

③ 下丘脑弓状核,其发出轴突组成结节漏斗系统,这一神经通路支配垂体,抑制垂体前叶催乳素释放。脑内80%的多巴胺存在于黑质-纹状体系统的基底神经节中。基底神经节对运动的调控具有非常重要的作用,而黑质多巴胺能神经元丢失,导致纹状体内多巴胺减少,这是导致帕金森病的直接原因。

5. 多巴胺受体在中枢神经系统的分布

多巴胺发挥作用是由特异性受体介导的。多巴胺受体在类型上属于G蛋白耦联受体家族,由7个跨膜区域组成,多巴胺受体家族共有5个成员,即$D_1 \sim D_5$。根据其药理学特征和信号传导通路的不同,可将所有的多巴胺受体分为D_1型多巴胺受体和D_2型多巴胺受体。

D_1型多巴胺受体包括D_1和D_5,在尾状壳核、伏隔核、嗅结节等脑区分布较多,在大脑皮质、丘脑、边缘系统、下丘脑、后脑的中缝背核和蓝斑表达较少,主要定位在突触后膜,兴奋时可激活腺苷酸环化酶。

D_2型多巴胺受体包括D_2、D_3、D_4,兴奋时可抑制腺苷酸环化酶,起到拮抗作用。此外,D_2型多巴胺受体又可以分为短型D_{2S}和长型D_{2L}。D_{2L}比D_{2S}在第三胞内环处多29个氨基酸序列。D_{2L}高表达于纹状体、伏隔核、嗅球,在大脑皮质、基底前脑、边缘系统、下丘脑、后脑表达较低。D_{2S}主要存在于黑质致密部和腹侧被盖区神经元胞体和树突。D_{2L}为突触后膜受体,而D_{2S}为突触前膜受体,共同参与调节多巴胺能神经元释放多巴胺。

6. 多巴胺能系统在中枢神经系统的功能

强大的多巴胺参与中枢神经系统多种生理功能的调控,与躯体运动调节、奖赏、学习记忆、神经功能等息息相关。

(1) 躯体运动调节

脑内的多巴胺是调节人们躯体运动、精神活动以及精神依赖的重要递质,它可通过相关神经环路的多巴胺受体、多巴胺转运体出现不同的作用。临床上,很多帕金森病患者常表现为运动迟缓、肌肉强直、慌张步态等,起因就是由于脑内多巴胺减少,躯体的运动及平衡能力受损。帕金森病患者早期通过服用多巴胺补充剂即左旋多巴能有效改善运动能力,有些长期卧床或坐轮椅的患者能够神奇般地逐渐行走,进行简单的日常生活,再次印证了多巴胺对于躯体运动调节的强大作用。

(2) 奖赏

中脑边缘多巴胺能系统在奖赏中发挥着重要的作用,奖赏系统主要存在于杏仁核、弓状核、腹侧被盖区、伏隔核、中脑导水管周围灰质等不同部位,这些脑区释放不同的神经递质如多巴胺、5-羟色胺、谷氨酸、γ-氨基丁酸等神经递质来调节奖赏的过程,而中脑边缘多巴胺能系统是通过激活不同神经递质的传导通路来实施奖赏行为。当人们运动时奖赏系统启动,开始释放多巴胺,人们就会感受到挥汗如雨的快感;当人们看着琳琅满目的商品时,奖赏系统再次发挥作用,多巴胺源源不断地分泌让你对精美的商品爱不释手,甚至一掷千金;当人们遇见心仪的对象,奖赏系统的多巴胺全部释放,让你一见钟情、不能自拔,于是产生了真挚的爱情。

然而,奖赏伴随着多巴胺的消耗和回收,也会消失不见。所以当人们对一项运动、一件物品、一个人兴奋不已时,需要稍微冷静一下,仔细分析究竟是多巴胺的冲动还是内心的真实想法,如此便能更加冷静,避免一些错误的决定。

(3) 学习记忆

多巴胺是学习记忆中最重要的神经递质之一。近年来,多巴胺在认知、学习和记忆中的作用引起了广泛的关注。通过以多巴胺为神经递质的途径来研究其对突触可塑性的影响，发现多巴胺通过其信号传导通路及多巴胺受体的激活来修饰相关脑区中学习记忆痕迹的修复。近期研究发现多巴胺能神经纤维及受体分布在海马中，在海马内通过药理学方法研究证实其存在 D_1 受体和 D_2 受体，且以 D_1 受体为主。也有研究表明，学习记忆以及认知功能障碍与多巴胺递质活动异常有关。仔细回想一下，学习的确需要激情与热情，学生在父母与老师的鼓励下常常能更快地背诵一篇课文、一首古诗或是乘法口诀，而下属往往在上司的鼓励下能够把任务完成得刚好，也就是我们常常提倡的鼓励式教育，想来与多巴胺的作用也是分不开的。悲伤的情绪往往使人专注于情绪，变得健忘甚至糊涂，这有可能也是缺乏多巴胺，从而使得学习记忆能力下降所致。

（4）多巴胺在中枢神经系统其他方面的作用

多巴胺除了调节运动、感情、认知和激素分泌等方面具有重要生理作用，还参与多种神经失调的发生。中脑-边缘叶多巴胺系统主要调控情绪，中脑-大脑皮质前额叶多巴胺系统主要参与学习、记忆和认知功能。精神分裂症的病因是脑区的多巴胺功能紊乱，即前额叶皮质的 D_1 功能低下，而皮质下结构的 D_1 功能亢进。此外，腹侧被盖区-边缘叶多巴胺系统与药物成瘾有密切关系，其中伏隔核是参与动物奖赏活动的重要部位，也是各种药物滥用成瘾性的共同通路。黑质-纹状体多巴胺系统神经元死亡、减少，是引起帕金森病的主要原因。

7. 多巴胺系统与帕金森病

（1）多巴胺氧化与帕金森病

胞质中游离的多巴胺氧化后会产生多种自由基及超氧化物，进一步氧化或发生歧化反应，可生成多巴胺醌这一有害物质。能够催化多巴胺氧化的物质包括部分金属离子、部分氧化酶等，其中 Fe^{3+} 与多巴胺形成复合物可催化多巴胺氧化，产生神经毒性作用。多巴胺醌在生理状态下不稳定，会进一步产生氨基铬，氨基铬可再次氧化生成5,6-吲哚醌。因此，多巴胺氧化过程中产生多种有害物质,包括多巴胺醌、氨基铬、5,6-吲哚醌等。这些有害物质就像是神经系统的"砒霜",巨大的毒性会导致多巴胺能神经元死亡,不再分泌多巴胺,造成躯体运动、情绪、学习记忆等多种神经功能失调,进一步导致帕金森病的产生。

(2) 多巴胺降解与帕金森病

多巴胺的降解可以通过两个途径进行。第一个途径中,多巴胺经单胺氧化酶催化生成3,4-二羟基苯乙醛,并在醛脱氢酶的作用下生成3,4-二羟基苯乙酸,最终在儿茶酚胺甲基转移酶的作用下,3,4-二羟基苯乙酸可转化成高香草酸。另一种途径中,多巴胺先通过儿茶酚胺甲基转移酶作用转化为3-甲氧基酪胺,随后单胺氧化酶和醛脱氢酶相继作用产生高香草酸。

单胺氧化酶是其中重要的一种酶,单胺氧化酶对游离多巴胺的降解可以阻止其氧化成有毒产物,对神经元起保护作用。但也有研究支持单胺氧化酶催化反应产生的过氧化氢可导致有害作用。在外在环境及内在基因的作用下,如多巴胺大量降解,也会造成脑内多巴胺缺失,严重影响躯体运动能力、自主神经功能及情绪调节,从而导致帕金森病快速进展。

(3) 多巴胺受体与帕金森病

帕金森病的病理特征之一是中脑黑质多巴胺能神经元的变性死亡,这会导致纹状体神经元的去神经支配,纹状体神经元的 D_1 型多巴胺受体和 D_2 型多巴胺受体含量和功能均可能发生改变。有研究表明,正电子发射计算机断层显像检测到帕金森病患者尾状核和壳核中 D_2 型多巴胺受体水平较对照组明显升高。但是,帕金森病诊断通常是在患者发生运动障碍之后,而疾病早期的分子改变可能和晚期不同。有科学家在帕金森病猴模型中发现, D_2 型多巴胺受体水平在运动障碍发生前明显下降,而在发生后则显著升高,这一发现表明 D_2 型多巴胺受体的改变可能与帕金森病的病程相关。

目前关于帕金森病纹状体中的 D_1 型多巴胺受体含量变化存有争议。有科学家发现,在帕金森病猴模型中纹状体神经元胞膜的 D_1 型多巴胺受体含量显著增高,而胞质内的 D_1 型多巴胺受体含量明显下降,提示在帕金森病模型中 D_1 型多巴胺受体更易被募集至胞膜。而另一些科学家则观察到在帕金森病猴模型中纹状体神经元胞膜的 D_1 型多巴胺受体水平下降。这种不一致的结果可能也是与帕金森病程相关,需要更多的试验进一步研究帕金森病的病程与纹状体中的 D_1 型多巴胺受体含量变化的相关性。

8. 多巴胺作用相关药物与帕金森病

帕金森病的主要病理改变为多巴胺与乙酰胆碱平衡失调。临床上患者主要表现为静止性震颤、运动迟缓、肌强直、姿势步态异常及睡眠、情绪障碍等非运动症状。近年来帕金森病的发病率和患病率呈上升趋势,严重的功能障碍显著降低了患者的生活质量,给其家庭及社会带来了极大的负担。目前治疗帕金森病的药物主要分为抗胆碱能药(如苯海索等)和与多巴胺作用相关药物两大类。多巴胺作用相关药物又分为补充多巴胺药物(如美多芭、息宁等)、多巴胺受体激动剂(如溴隐亭、普拉克索等)、促多巴胺释放药物(如金刚烷胺等)以及增加脑内多巴胺浓度的药物(如司来吉兰、恩他卡朋)等。

美多芭作为左旋多巴制剂,通过体内代谢可以补充中枢神经系统减少的多巴胺,恢复正常的多巴胺与乙酰胆碱的平衡。作为帕金森病治疗的首选药物,美多芭治疗帕金森病的疗效较为确定,但长期应用可导致药物效果减退、症状波动或副作用增加。联合用药可以有效避免这种现象的发生,司来吉兰和恩他卡朋是近些年来常见的联合左旋多巴治疗的药物,联合左旋多巴用药不仅可以发挥优于单一多巴胺制剂的作用,恩他卡朋还可以有效地改善患者的"剂末现象"和治疗异动症。因此,临床上,适时根据患者药物反应来调整用药是至关重要的。

第十四章

曙光就在眼前：新疗法前景

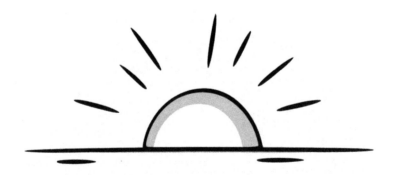

第十四章
曙光就在眼前：新疗法前景

1. 临床上改善帕金森病症状的新药物有哪些?

帕金森病治疗的核心手段仍然是药物。近年来，临床上新增药物主要分为三大类：新的作用机制的药物、对原有抗帕金森病经典药物剂型改良的药物以及药物装置辅助疗法。

（1）新的作用机制的药物

① 沙芬酰胺(Safinamide)：第三代 B 型单胺氧化酶抑制剂，同时有离子通道调节作用。可提高纹状体内细胞外多巴胺水平，抑制神经递质谷氨酸释放的作用。因此，沙芬酰胺是一款同时具有多巴胺能机制和非多巴胺能机制的新帕金森病治疗药物。该药在中晚期帕金森病患者有运动波动时，可作为左旋多巴的添加治疗，也可以同时联用其他抗帕金森病药物。

② 唑尼沙胺(Zonisamide)：第三代 B 型单胺氧化酶抑制剂，同时有抑制 B 型单胺氧化酶、抑制钠通道、T 型钙通道和纹状体 D_1 受体相关的氨基丁酸，激活多巴胺合成和多巴胺释放等多种作用。起初，唑尼沙胺原属于抗癫痫药物，长期应用安全性及耐受性良好，它的抗帕金森病作用的发现来自偶然。一位日本医生在给帕金森病合并癫痫的患者治疗癫痫的时候，发现唑尼沙胺不仅能控制癫痫，而且可以显著改善帕金森病的症状。近年来的临床试验显示，唑尼沙胺可以有效减少"关"期的时间，通常和左旋多巴或者其他抗帕金森药物联用，该药的优势是幻觉、异动症等副作用发生率很低。

③ 伊曲茶碱(Istradefylline)：全球首个选择性腺苷 A2A 受体拮抗剂，腺苷 A2A 受体是一类 G 蛋白偶联受体(GPCR)，也是腺苷受体的一种，在大脑中主要分布于基底神经节内，而基底神经节的退化常见于帕金森病。研究显示，该药在中晚期帕金森病患者添加治疗时，可显著减少"关"期时间。国际运动障碍协会发表的循证医学综述认为，该药对帕金森病运动波动有效。

④ 匹莫范色林(Pimavanserin)：选择性 5-羟色胺 2A 反向激动剂，是全球首个治疗帕金森病幻觉和妄想的药物。既往治疗帕金森病幻觉的药物，

易加重帕金森病运动障碍,而匹莫范色林填补了这个空白。美国食品药品监督管理局曾授予其"突破性治疗药物"和"优先审批"的地位。研究表明,该药可以显著降低帕金森病患者幻觉和妄想的发作频率和严重程度。该药耐受性和安全性良好,且不会加重运动障碍。

（2）对原有抗帕金森病经典药物剂型改良的药物

① 金刚烷胺缓释片:金刚烷胺本身是抗帕金森药物中比较老的一种药物,可改善帕金森病震颤、强直和少动症状。得益于制剂技术的发展,缓释金刚烷胺 GOCOVRI,改善帕金森病异动症的证据更高。

② 新型的左旋多巴/卡比多巴缓释胶囊(Rytary):是左旋多巴-卡比多巴的长效复合缓释胶囊。该药加了速释片和缓释片,这样既可以起到迅速起效的作用,又可以缓慢平稳释放起到延长药效的作用。

③ 其他:国内外正在研发将抗帕金森病药物包裹在脂质体、纳米颗粒中,通过肌内注射方式给药,注射一次即可长期(数天到数周)有效。其中,国内已有公司正在研发罗替戈汀肌内注射剂。

（3）药物装置辅助疗法

对于中晚期帕金森病患者,口服药物常常不能有满意的效果,药物辅助装置也是研究者们关注的研发领域。

① 左旋多巴肠凝胶灌注:左旋多巴-卡比多巴肠溶凝胶(LCIG)输注系统属于"装置辅助疗法"。首先需要胃-空肠造瘘,将输注管置入小肠上段,外置式的便携注射泵通过所连接的输注软管,直接将左旋多巴-卡比多巴肠溶凝胶泵入到靠近空肠的位置。通过调节的输注泵速,以稳定的速度输注药物凝胶进入小肠吸收。LCIG 治疗方法可以避免不稳定胃排空对药效的影响,改善药物在小肠内的吸收。这种治疗方法可改善进展期帕金森病"关"期并延长"开"期,同时能治疗异动症。

② 阿扑吗啡皮下输注:阿扑吗啡是一种多巴胺激动剂,对 D_1 和 D_2 受体具有混合亲和力,对血清素能和 α-肾上腺素能受体具有亲和力。虽然阿扑吗啡改善帕金森病运动症状的效果与左旋多巴相似,但由于其口服生物利用度低,阿扑吗啡不能口服给药。阿扑吗啡皮下注射泵能持续给药,可以改善进展期帕金森病的"关"期发作和异动症,提高患者的生活质量。适用患

者与LCIG类似，但阿扑吗啡皮下输注的创伤性更小，因为开始治疗时不需要手术植入程序。由于阿扑吗啡属于多巴胺受体激动剂，在进展期帕金森病患者中亦需要关注神经精神症状。

2. 目前正在研发的延缓帕金森病发展的新药物有哪些？

在寻求治愈帕金森病根治方法之前，科学家们更致力于研发可以延缓帕金森病发展的药物，也就是有疾病修饰作用的治疗类药物。

目前正在研发的延缓疾病的药物有：

药物针对的靶点	药物	
	临床前期的研究	临床研究
SNCA基因	β₂-肾上腺素能受体、小干扰RNA、非甾体抗炎药、抗链球菌溶血素O	噻唑烷二酮类化合物（格列酮类）
异常折叠的α-突触核蛋白原纤维	抗LAG3抗体、小分子抑制剂（CLR01, KYP）	主动或被动免疫治疗（如，BIIB 065）、尼罗替尼、去铁酮
自噬溶酶体通路	LTI-291, AT3375	氨溴索、葡糖神经酰胺合酶抑制剂
线粒体功能异常	熊去氧胆酸、线粒体分裂抑制剂1、西罗莫司、MIRO reduction	11-脱氢短指软珊瑚内酯、MitoQ、艾塞那肽、LRRK2小分子激酶抑制剂
钙离子稳态	钙离子通道阻滞剂	钙离子通道阻滞剂（如，伊拉地平）
神经生长因子	脑源性神经营养因子、血管内皮生长因子	脑多巴胺神经营养因子、胶质细胞源性神经营养因子、神经生长因子
炎症	抗炎类药物（如，非甾体类抗炎药物）	沙格司亭、艾塞那肽、利拉鲁肽、利西拉来、AZD3241
氧化应激	DJ-1伴侣	去铁酮、肌苷、辅酶Q10、咖啡因、尼古丁、肌酐

3. 什么是干细胞移植治疗？

干细胞是一类具有自我更新复制能力和多向分化潜能的细胞，在合适的条件下或给予适当的刺激，干细胞可以分化成为任何一种成体组织细胞，包括多巴胺能神经元，这为治疗帕金森病提供了可能。干细胞移植治疗主要是把能产生多巴胺的细胞移植到大脑中。这些被移植的细胞主要来源于人类的胚胎干细胞或者诱导多能干细胞。

4. 目前帕金森病关于干细胞移植治疗的进展如何？

1999年，干细胞研究进展被美国《科学》(Science)杂志评为当年世界十大科学成就之首，干细胞技术就成为社会各界普遍关注的热门议题。

既往帕金森病多巴胺能细胞移植的研究工作，主要聚焦在对胎儿腹侧中脑组织细胞的移植，但是这些临床试验的结果并不满意。首先，移植后在大脑内生长的细胞并没有产生相应的帕金森病临床症状的改善，其次，在有些患者，移植后产生了一些副作用，如失控性异动症。

随着各种颠覆性技术的陆续突破，干细胞移植研究也在不断地进展。截至目前，在 ClinicalTrials.gov 网站上注册的有关干细胞应用于帕金森病临床治疗的临床研究有 30 多项。在细胞移植技术改进的基础上，欧盟于 2010 年启动了 TRANSEURO 试验。该试验评估人类胎儿中脑腹侧部细胞移植治疗的有效性和安全性，纳入的 11 例帕金森病患者均经过严格筛选和评估，其结局指标为术后 3 年帕金森症状较入组时的变化。该项研究仍然在进行中，可为后续的细胞移植治疗提供重要基础。

基于多能干细胞的细胞移植治疗相关临床试验也在各个国家进行着：澳大利亚于 2016 年启动 ISCO 试验，该试验采用人类孤雌生殖多能干细胞衍生的非多巴胺能祖细胞进行移植手术，通过对宿主多巴胺能神经元进行营养支持，以间接提高脑组织多巴胺水平。2018 年，日本研发出首个基于多能干细胞的中脑多巴胺能神经元替代品，并进行同种异体诱导型多能干细胞移植治疗。该试验的研究结果尚未公布，相信该结果可以为细胞移植提供重要的基础。2021 年，美国食品与药品监督管理局批准基于人胚胎干细胞的中脑多巴胺能神经元替代品 MSK-DA01 进入 I 期临床试验；2020 年，美国报道首例自体干细胞移植手术,后续将采用自体诱导型多能干细胞行进一步临床试验。

若这些干细胞移植治疗方法获得成功,将会对未来帕金森病的治疗带来重大进步。

5. 什么是基因治疗? 目前的进展如何?

基因治疗是指通过基因修饰细胞来缓解相关症状甚至逆转疾病进展以治疗疾病的一种方法。基因治疗技术是通过将目标基因导入特定脑区,影响特异性蛋白表达来缓解帕金森病。目前正在进行的帕金森病基因治疗相关的临床试验,主要聚焦于酶促增强多巴胺的产生及调节黑质纹状体通路,以期改善多巴胺神经通路的功能。

迄今为止,已有多种帕金森病基因治疗药物进入临床试验阶段。根据作用机制,大致可以分为以下几类:

① 多巴胺合成关键基因或疾病代谢途径关键酶基因替代治疗,如 $AADC$、$ProSavin$、$OXB-102$ 等是多巴胺合成的关键酶基因,而 GAD 合成的抑制性神经递质在运动通路平衡中起到重要作用,$PR001A$ 基因在帕金森病患者能量代谢过程中起到重要作用。

② 营养因子类,如 $AAV2$-$GDNF$、$CERE$-120,通过滋养多巴胺神经元细胞,有助于缓解损伤。

③ 基因表达调控,如 $BIIB\ 094$ 阻断 $LRRK2$ 突变患者蛋白质翻译,控制疾病。

④ 针对特定基因突变或具有相似致病机制的一组突变:如携带 $LRRK2$ 基因突变的患者采用靶向 $LRRK2$ 基因突变的基因治疗;如向携带 GBA 基因突变的患者壳核或黑质输注 $AAV9$-GBA;研究对象为非已知帕金森病相关基因突变的散发性病例的基因治疗。

6. 什么是免疫治疗? 目前进展如何?

免疫治疗是一种利用人体免疫系统实施治疗方法。近年来,免疫治疗在人类癌症、自身免疫疾病领域取得了振奋人心的成就。与此同时,帕金森病领域的免疫治疗也在不断地发展着。

帕金森病特征性的病理改变是中脑黑质多巴胺能神经元变性死亡,以及残存神经元中出现由α-突触核蛋白组成的路易小体。α-突触核蛋白由SNCA基因编码,其单体是存在于突触前神经末梢的正常的生理性蛋白,而寡聚体则会异常沉积形成路易小体,产生神经毒性。随着医学研究的发展,发现在帕金森病程进展过程中,α-突触核蛋白可能遵循"朊蛋白样机制"在细胞间播散。因此,病理损伤可由最初的中脑,扩散到全脑。

基于α-突触核蛋白在帕金森病发病、疾病加重过程中的重要作用。现有帕金森病的免疫治疗主要是利用抗原抗体反应,特异性结合并清除脑内异常聚集的α-突触核蛋白。免疫治疗策略分为主动免疫和被动免疫两种。主动免疫利用α-突触核蛋白全长蛋白或片段使宿主产生针对α-突触核蛋白的特异性抗体,而被动免疫则直接对宿主应用外源性单克隆抗体。

在临床试验中,突触核蛋白病的免疫治疗仍处在探索中。进入临床阶段的靶向α-突触核蛋白的帕金森病疗法中,抗体药物占主要、疫苗次之。主动免疫有帕金森病01A和帕金森病03A人源化免疫原,被动免疫有Prasinezumab(PRX002)、BAN0805和BⅡB054人源化抗体。这些药物已完成或正处在Ⅰ期临床试验阶段,其中有的药物安全性已被证实,但是否有临床疗效仍需未来的Ⅱ、Ⅲ期临床试验证明。其中Prasinezumab(PRX002)Ⅱ期试验中,与安慰剂相比,该疗法能够在一年内减少35%的运动功能下降。

免疫治疗仍然是目前有希望延缓帕金森病等突触核蛋白病进展的方法。无论是主动免疫还是被动免疫,科学家们最关注免疫治疗对α-突触核蛋白过度沉积的清除、对疾病的改善、对病理状态下神经炎症的调节、阻断其播散的机制方面的作用。随着医学上诸多疾病领域免疫疗法的不断突破,未来帕金森病领域的免疫治疗有望给帕金森病患者带来福音。

7. 脑深部电刺激治疗帕金森病有哪些新的探索?

(1) 新靶点及刺激参数的探索

脑深部电刺激(DBS)是采用立体定位方法向大脑中植入电极,通过微电流刺激特定的脑核团靶点,调节异常的神经环路,从而治疗帕金森病。其中,丘脑底核(STN)和苍白球内侧部(GPi)这两个深部核团是现有临床上治疗帕金森病的主要靶点核团。作为进展性疾病,帕金森病中晚期出现的冻结步态等中轴症状是目前治疗的难点,也正是 DBS 领域重点关注的问题。

有研究表明,STN 高频刺激(130Hz)随着刺激电压的升高,冻结步态有加重倾向;低频刺激(60Hz)随着电压升高或达到与高频刺激等电量输出时,冻结步态改善效果更好,但由于低频刺激对震颤、僵直等症状改善不佳,变频刺激能同时改善步态和震颤僵直。因此变频刺激可能是将来改善冻结步态的有效方法。

由于中脑脚桥核(PPN)在步态的发病机制中有重要的作用,有学者尝试选取 PPN 核为 DBS 手术靶点核团。研究发现,PPN-DBS 对冻结步态和跌倒有效,但对姿势的稳定性尚不明确。Stefani 教授等人研究发现,对 6 例中轴症状显著的帕金森病人进行了 STN 联合 PPN 的双靶点 DBS 治疗,并且术后进行了 2~6 个月的随访,发现统一帕金森病评定量表(UPDRS)各项评分得到改善,甚至优于单独 STN 或 PPN 刺激。该试验表明,STN 联合 PPN 的双靶点 DBS 较单靶点效果更好,起到了"1+1>2"的效果。该方法可为帕金森病中晚期棘手的中轴症状的临床治疗带来新的契机。

(2) 新的术前评估手段

除了治疗新靶点的探索,在 DBS 术前评估也在不断优化革新中,如可穿戴设备、基于视频的帕金森病患者自动定量评估系统、神经电生理(脑电+肌电图)、神经影像、基因检测等多种手段正在日益发展,用以综合辅助 DBS 术前评估。

(3) 新的 DBS 刺激电极

在 DBS 装置中,作为直接刺激大脑神经元的电极,也是科学家们研发的着力点,其中,方向电极近些年来越来越受到关注。方向性电极是通过将环状电极分割为分段电极,从而实现对不同方向的脑组织选择性进行刺激。这样可以更精准地选择刺激目标靶点,同时也减少对邻近脑组织的影响,从而减少副作用。

（4）DBS 刺激器的革新

DBS 的术后程控，对于患者的疾病管理亦有重要的影响。现阶段来说，患者仍然需要反复至医院门诊，由医生来设置刺激参数。频繁往返医院，确实给患者及家属带来不便。那么 DBS 是否能更"智能"一些，会根据患者的病情，"思考"患者需要什么样的参数，并且调整刺激参数呢？在此愿景之下，闭环刺激的理念应运而生。

闭环式 DBS（closed-loop DBS），也称为自适应 DBS（adaptive DBS，aDBS），是在传统脑深部电刺激的基础上监测并分析患者自身神经电生理如 β 波等生物学标志物，进而对脉冲发生器的相关参数予以实时调节，最终实现自适性神经调控。简而言之，aDBS 可以根据患者大脑本身的状态，来实时调整大脑需要的刺激参数。

第一例采用完全植入式设备开展长疗程的治疗试验，显示闭环丘脑底核刺激在改善帕金森病患者震颤和运动迟缓方面优于传统的持续性 DBS（continuous DBS，cDBS）。与开环式连续刺激相比，这种闭环方法可以节省近一半能量。相信随着人工智能、医工结合的不断发展，aDBS 可以为帕金森病的治疗带来曙光。

第十五章

远离有害环境，保护我们的大脑

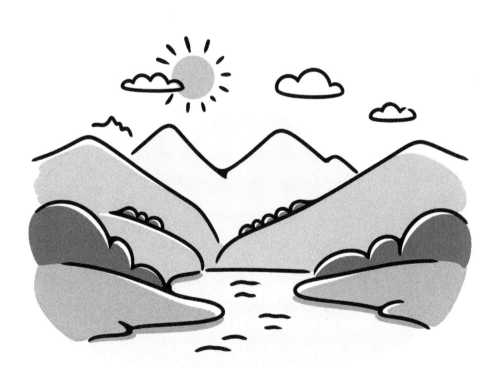

帕金森病的流行率由赤道地区向南北极逐渐增加，农村高于城市，水稻种植区者高于果树种植区，饮用井水者高于饮用河水者，家庭庭院用除草剂者高于人工除草者。由此可见，环境因素在帕金森病病程中占有重要位置。已知的增加帕金森病患病风险的环境因素有很多，主要包括百草枯等农药、锰等重金属、三氯乙烯等有机溶剂、PM2.5等大气颗粒物、全球变暖等气候因素以及荧光等人造光等。

1. 有害环境因素在帕金森病病程中是如何发挥影响的？

虽然目前帕金森病的发病机制仍未确定，但遗传背景与环境因素的相互作用是主流观点之一。尽管该观点本身尚未得到系统验证，但如果被证实，将对帕金森病的预防和治疗产生深远的影响，因为环境因素是可以改变的。该观点认为，有些人在出生或年轻时可能存在一些遗传变异或非遗传事件（如头部创伤），使其患帕金森病的风险更高。暴露于杀虫剂或有机溶剂等有害环境因素后，帕金森病的发病机制可能在成年中期开始进展。这一过程最初是潜在的，但随着时间的推移、发病机制的进展，可能会出现一些非特异性症状，如嗅觉减退、便秘及睡眠障碍等。持续暴露于有害环境的同时，其他因素也可能会发挥作用，如戒烟或其他头部创伤。接着，更显著的运动症状开始出现并逐渐加重，最终导致确诊为帕金森病。这一过程进展缓慢，可能需要几十年的时间，其临床表现和顺序可能有差异。

2. 有害环境因素进入人体的途径是什么？

农药、重金属及大气颗粒物等有害环境因素，可能通过鼻腔或肠道进入人体，通过嗅觉通路或迷走神经进入人脑，最终导致临床帕金森病发病。值得注意的是，鼻腔和肠道是人体黏膜表面与环境直接相互作用的两个解剖部位，好发炎症，且有通路与人脑相连。

3. 农业环境暴露与帕金森病之间存在着怎样的联系？

几十年来，杀虫剂、除草剂以及化肥等农资产品因其可提高农田肥力、增加粮食产量而被广泛用于农业生产，但杀虫剂等农业环境暴露的影响已逐渐在世界各地的原始研究和荟萃分析中得到证实。研究人员在参与制备这些物质的化工人员以及生活在农村地区并饮用井水的人群中均观察到了帕金森病的高发病率，而且，其中的部分化学物质具有很长的半衰期以及在食物链中积累的可能，其危害性与风险性可能比现有研究表明的还要高。诸如有机氯杀虫剂氧桥氯甲桥萘、"天然"植物源性杀虫剂鱼藤酮、除草剂百草枯以及有机磷酸盐等物质，均被证实为帕金森病的危险因素，它们主要通过氧化应激、线粒体功能障碍和慢性中枢与外周神经炎症等机制而致病。鱼藤酮及百草枯等已被广泛用于帕金森病机制与治疗的研究，主要是动物模型的建立。

4. 哪些重金属会增加帕金森病的患病风险？

职业暴露于铅、铜、铁、铝、汞和锰等金属离子可能会增加患帕金森病的风险。重金属与帕金森病之间相关性的发现源于长期接触锰尘可引起类似于帕金森病的临床表现。尸检发现，帕金森病患者脑内锰、铁及铅等金属含量增加，表明这些金属可能与帕金森病神经损伤有关。职业接触金属锰或铜20年以上是引起帕金森病的重要原因之一，且复合暴露于铅铜、铅铁及铁铜者的患病率高于单一金属暴露者。这些患者多在长期接触重金属20多年后才表现出症状，提示重金属毒性作用具有长期潜伏性和缓慢累积性。

5. 锰致帕金森病的主要机制是什么？

锰是一种微量元素，在维护和调节许多生化、细胞反应中是必需的，对体内许多酶活性非常重要，易在基底节区沉积。但过量的锰在中枢神经系统蓄积可导致神经系统功能障碍，被称为锰中毒。其特点为早期的精神症状及类似于原发性帕金森病的慢性症状，如肌张力障碍、步态障碍及面部表情呆板（面具脸）等。锰的神经毒性作用是多方面综合的结果，可导致 α-突触核蛋白基因突变、氧化应激、线粒体功能障碍等，且三者之间存在交互作用，最终使多巴胺能神经元减少，导致帕金森病。

6. 铁是如何影响神经系统健康的?

铁是中枢神经系统代谢中不可或缺的辅因子,其参与氧化磷酸化、髓鞘合成、神经递质合成、一氧化氮代谢和氧的运输,在电子传递中起重要作用。同时铁也是许多酶的辅因子,包括许多神经递质合成的关键酶,如酪氨酸羟化酶参与多巴胺等儿茶酚胺的合成、单胺氧化酶参与多巴胺的代谢。铁导致帕金森病的可能机制之一是通过 Fenton 反应产生具有高度细胞毒性的羟自由基,其作用于蛋白质、核酸和细胞膜,进而造成细胞损伤及至死亡。

7. 脑中铁含量可以通过检查检出吗?

帕金森病患者铁的异常沉积主要位于黑质致密带,磁共振成像是唯一能够在活体定量检测脑铁含量的技术。磁敏感加权成像是近年来研发的一种新成像序列,能灵敏地显示组织间磁化率差异。其对脑内细小的解剖结构具有良好的分辨力,尤其是基底节区的深部核团,还能清晰分辨黑质网状带和致密带。检测脑铁含量不仅有助于早期诊断帕金森病,还可提示帕金森病的进展程度。

8. 空气污染会引起帕金森病吗?

关于空气污染对帕金森病的影响是难以分析的,因为其中涉及各种因素,包括气候变化等。但是,越来越多的流行病学和实验研究结果表明,PM 2.5 等大气颗粒物暴露会诱发神经炎症反应,干扰神经突触生理,减少神经递质表达,影响脑血管功能,这些病理过程与帕金森病和阿尔茨海默病等神经退行性疾病的发生和发展密切相关。同时,锰等重金属也可进入空气,成为致病因素。

9. 大气颗粒物进入神经系统的主要途径有哪些?

大气颗粒物主要通过鼻黏膜-嗅神经轴突-嗅球途径和体循环-血脑屏障途径进入神经系统。研究表明,吸入颗粒物的粒径和化学组成与其神经毒性效应密切相关,颗粒物诱导的神经炎症、血脑屏障损伤和氧化应激是神经系统损伤的主要发病机制。

10. 吸烟是帕金森病的危险因素吗？

众所周知，吸烟会引起涉及呼吸系统、循环系统等多个系统的相关疾病，严重危害健康。但与常规认知相悖的是，吸烟不是帕金森病的危险因素，而是保护因素。研究表明，吸烟、使用咀嚼烟草或食用高水平含尼古丁的产品，可以有效地延缓帕金森病病程的进展。

香烟内含有的多种物质对帕金森病具有明确的神经保护作用，可以降低帕金森病的发病风险，或许还能减轻嗅觉障碍等非运动症状。香烟对神经系统的保护作用主要归功于尼古丁。尼古丁虽然不能逆转已经形成的多巴胺能神经元损伤，但是它能影响神经退变的进程，延缓疾病进展。尼古丁还可明显缓解左旋多巴诱发的异动症，但对改善帕金森病运动症状的作用尚不明确。所以，尼古丁对帕金森病具有一定的潜在治疗作用，但其是否具有被用于临床的可能性尚待更深入的研究。

第十六章

脑深部电刺激手术疗法

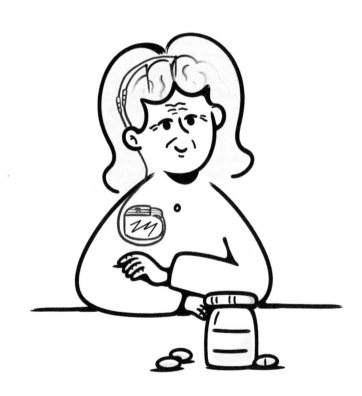

第十六章
脑深部电刺激手术疗法

1. 什么是脑深部电刺激（DBS）?

脑深部电刺激疗法（DBS）是一种用电刺激脑内特定神经环路的神经元来治疗神经系统疾病的治疗方法。该疗法通过植入电极并将电极连接到植入于患者胸部的可编程脉冲发生器（即"脉冲发生器"或"刺激器"）来实现。刺激器发出电信号，通过电极传递到大脑的特定核团，从而调节该区域的神经活动。

当前，DBS手术已被广泛用于治疗帕金森病、肌张力障碍、特发性震颤、部分精神疾病等神经系统疾病。该疗法被认为可以改善患者的运动功能，以及改善认知和行为方面的问题。

DBS手术是一种微创手术，通常在全身麻醉下进行，避免了患者较大的痛苦。治疗期间，医生使用影像学技术来确定电极的位置，并根据患者的需要调整刺激器的参数。DBS的效果因病情和患者而异，但几十年的临床数据已经证明，它对帕金森病是有显著疗效的治疗方法。

2. DBS装置的组成有哪些?

DBS装置包括三个主要组件：

（1）植入颅内的电极（Lead）和延伸导线：电极是一根非常细的导电线，通常由数十根细小的电线组成。电极的型号取决于需要刺激的大脑区域的核团尺寸。电极通过外科手术植入大脑的特定区域，并通过延伸导线连接至脉冲发生器。

（2）脉冲发生器（Pulse Generator）：脉冲发生器是一个小型装置，通常植入于患者的胸部或腹部。脉冲发生器的作用是产生电信号，并将这些信号传递到植入的电极中。脉冲发生器通常由可充电电池供电，可以通过外部磁力激活和调整其输出参数。

（3）体外程控仪（Programmer）：体外程控仪是一个控制脉冲发生器的小型设备。通过体外程控仪，医生可以轻松地调整脉冲发生器的输出参数，如电流强度、频率和脉冲宽度。医生可以在治疗期间使用体外程控仪对脉冲发生器进行实时调节，以确保患者获得最佳的治疗效果。

3. DBS 治疗帕金森病的原理是什么？

DBS 是一种治疗帕金森病的手术方法，通过在大脑的特定区域施加电刺激来减轻帕金森病的症状。DBS 的工作原理与帕金森病的病理生理机制有关。帕金森病是一种神经变性疾病，主要是由于大脑中产生多巴胺的细胞死亡或受损而导致的。多巴胺是一种神经递质，它在大脑中扮演重要角色，调节运动和情绪等方面的功能。在帕金森病患者中，多巴胺的水平下降导致大脑中的神经元活动出现异常，这些异常活动导致了帕金森病的症状，如震颤、肌肉僵硬和运动减慢等。DBS 通过在大脑中的特定区域施加电刺激来改善异常的神经元活动。具体来说，通过植入电极并将电极连接到脉冲发生器，医生可以在治疗期间施加电刺激。这些精准的电刺激可以调节患者大脑中的神经元活动，从而减轻震颤、肌肉僵硬和运动减慢等帕金森病的症状。

尽管目前 DBS 的确切机制尚不清楚，但研究表明，DBS 可能通过调节大脑神经环路的电生理活动来实现其治疗效果。通过对特定区域施加电刺激，DBS 可能可以减少异常的神经元活动，并调节大脑中不同区域之间的相互作用，从而改善帕金森病的症状。

4. 哪些患者适合 DBS 治疗？

DBS 是一种用于治疗帕金森病的手段，但并非所有的帕金森病患者都适合接受 DBS 治疗。DBS 治疗的帕金森病的适用者有：

① 原发性帕金森病患者。

② 曾经对左旋多巴类药物有良好反应。

③ 出现药物无法控制的严重症状。

④ 药物疗效明显下降，不能维持日常生活。

⑤ 无认知障碍者：DBS 治疗可能不适合那些患有认知障碍的帕金森病患者。

⑥ 无重要的精神健康问题：DBS 治疗需要帕金森病患者有合适的心理

第十六章
脑深部电刺激手术疗法

和情感状态来应对手术和治疗过程,因此,患有重要的精神健康问题的帕金森病患者可能不适合接受 DBS 治疗。

⑦ 治疗预期良好:帕金森病患者应该对 DBS 治疗有合理的期望,并愿意与医生合作进行治疗。

总之,DBS 治疗应该基于患者具体情况的综合判断,帕金森病患者应与医生讨论治疗选择,并进行全面评估来确定是否适合 DBS 治疗。

5. DBS 治疗帕金森病有哪些优点?

DBS 是治疗帕金森病的一种手段,与药物治疗相比,有以下一些优点:

① 在药物治疗之外多一种治疗方法。DBS 持续稳定干预,避免药物浓度脉冲样变化引起的副作用。DBS 手术精准靶向治疗,针对不同症状选择刺激靶点,由于是局部刺激,避免了药物的全身并发症。随着脑科学研究的进展,DBS 适应证在不断扩展。

② 提高生活质量:DBS 治疗可以显著减轻帕金森病患者的运动症状,例如震颤、僵硬和运动减少,这可以改善患者的生活质量。

③ 减少药物副作用:传统药物治疗可能会导致一些不良反应,例如恶心、呕吐、头晕和昏睡等。使用 DBS 治疗可以减少药物剂量,从而减少这些不良反应。

④ 持续治疗效果:DBS 治疗可以提供长期的治疗效果,不会像药物治疗一样在时间上有限制。

⑤ 可调节性:DBS 治疗可以通过微调电极的位置和电流强度来优化治疗效果,以满足不同患者的需求。

⑥ 可逆转性:DBS 治疗可以通过移除电极来逆转治疗效果,如果患者不再需要治疗或出现不良反应,可以随时停止治疗。

总之,DBS 治疗在治疗帕金森病方面具有许多优点,但仍需仔细评估患者的情况以确定是否适合这种治疗方法。

6. 帕金森病患者应选择合适的医院进行 DBS 手术

选择合适的医院进行 DBS 手术是非常重要的,因为这种治疗需要专业的医疗团队和设施,以确保治疗的安全性和有效性。以下是一些选择医院的建议：

① 选择医疗水平较高并具备 DBS 手术经验的团队的医院：进行 DBS 疗法需要高水平的医疗团队，包括神经外科医生、神经学家、放射学家和护士等，选择一家有经验的医院可以确保获得最佳的治疗。

② 选择设施齐全的医院：进行 DBS 疗法需要使用专业设备和技术，例如手术机器人、放射学成像设备等，以确保治疗的效果和安全。

③ 选择具有良好口碑的医院：以便于了解治疗的质量、效果及反馈，帮助你做出更明智的决定，或可节省费用。

④ 选择方便的医院：减少因多次访问（含术前、术后随访）带来的不便和困扰。

总之，选择一家合适的医院进行 DBS 疗法是非常重要的，可以通过了解医院的经验、设施、口碑和位置等因素来做出明智的决定。

7. DBS 术前评估的内容有哪些？

在进行 DBS 治疗帕金森病之前，需要进行全面的术前评估，以确保治疗的安全和有效性。以下是术前评估的主要内容：

① 神经系统评估：包括检查神经系统的功能和症状，如震颤、僵硬、运动障碍等，评估帕金森病的病情和症状的严重程度。

② 影像学评估：使用 MRI 或 CT 等成像技术来确定患者的大脑结构和深部区域的位置，以确保准确放置电极。

③ 心理评估：评估患者的心理状态和认知功能，以确保患者具备进行手术和康复的能力。

④ 既往病史和全身状况评估：包括评估患者的疾病史、手术史、药物使用史和过敏史等，以便医生选择合适的治疗方案和药物管理。

⑤ 手术风险评估：评估患者的手术风险和可能的并发症，如出血、感染、排异反应等。

⑥ 患者和家属教育：向患者和家属提供手术相关的信息，包括手术的预期疗效、手术过程、风险和恢复过程等，以帮助他们做出决定并准备好手术。

术前评估的目的是评估患者是否适合进行 DBS 疗法，并确定最适合患者的治疗方案，以确保治疗的安全和有效性。

8. DBS 手术的基本过程是怎样的?

简单来讲,DBS 的手术过程大致分为以下几个步骤:

(1) 定位:在手术开始前,医生需要使用 MRI 或 CT 等成像技术确定深部区域的位置,并确定电极需要植入的具体核团位置。

(2) 麻醉:手术开始前,患者会被进行全身麻醉,以确保患者不会感到任何疼痛或不适。

(3) 植入电极:在 DBS 手术中,医生会通过微创开颅,使用特殊的针头将电极植入脑部深部的特定区域。在植入电极的过程中,医生会使用 C 臂机等成像技术来确保电极植入到正确的位置。

(4) 测试:在电极插入后,医生会进行电刺激测试,以确定电极的位置是否准确,以及是否可以产生预期的效果。在测试期间,医生会在电极上施加电流,并询问患者是否感觉到震颤或运动改善等。

(5) 植入刺激器:一旦电极插入位置正确并通过测试,医生会将电极的末端连接到植入在患者胸部的刺激器上。刺激器是一个小型设备,可以产生电流和脉冲。

(6) 缝合伤口:在电极插入和调节器植入后,医生会缝合患者头部的切口,并将患者送回恢复室。整个手术通常需要几个小时,术后患者通常需要在医院内观察一晚,以确保手术后没有出现任何问题。

DBS 疗法的手术过程需要经验丰富的神经外科医生和专业的医疗团队来执行,以确保手术的安全和有效性。

9. DBS 手术有哪些并发症?

DBS 是一项复杂的手术,虽然并发症相对较少,但仍然存在一些潜在的风险和并发症,包括:

① 感染:手术后可能出现切口感染或深部脑部感染。

② 出血:手术可能导致脑部出血。

③ 脑水肿或癫痫:手术后可能发生脑水肿以及癫痫。

④ 电极位移:在手术后,电极可能会移动或错位,导致治疗效果不佳。

⑤ 不良反应:电刺激可能导致头痛、眩晕、肌肉痉挛等不良反应。

⑥ 术后创伤和疼痛：手术后可能出现头痛、切口疼痛等不适。

⑦ 排异反应：植入电极或刺激器后，可能会出现植入物的排异反应，需要取出。

⑧ 其他可能的并发症。

需要注意的是，这些并发症的发生率相对较低，而且在经验丰富的医生和专业医疗团队的指导下进行的 DBS 疗法手术通常是安全的，只有少数情况下可能会出现上述并发症。在手术之前，患者应充分了解并慎重考虑可能的风险。

10. 帕金森病患者术后还需要吃药吗？

大多数情况下，帕金森病患者在进行 DBS 疗法手术后，仍需要继续服用药物，这是因为 DBS 疗法并不能完全治愈帕金森病，只是可以减轻症状。药物治疗和 DBS 疗法是相辅相成的，可以相互增强疗效。

在 DBS 疗法手术后，医生可能会逐渐减少药物剂量，以达到最佳的治疗效果和药物副作用之间的平衡。具体的药物使用方案应根据患者的个体情况而定，由医生进行综合评估和调整。因此，在接受 DBS 治疗后，帕金森病患者需要遵循医生的建议并定期复诊，以监测病情和治疗效果。

11. 帕金森病患者行 DBS 术后如何程控？

帕金森病患者进行 DBS 疗法后，需要进行程控（programming）以调整刺激器的参数设置，使之达到最佳的治疗效果。程控通常由神经外科医生和神经病学专家共同完成。常见的程控过程如下：

① 确定症状类型和治疗目标：根据患者的症状和疾病特点，制定刺激器的治疗目标。针对不同的症状，如震颤、僵硬、运动缓慢等，需要设置个性化的刺激参数。

② 调整刺激强度、脉宽和频率等参数：通过改变刺激器的参数，包括刺激强度和频率，来达到最佳的治疗效果。刺激强度和频率的设置需要根据患者的反应和症状进行逐步调整。

③ 评估效果：在程控过程中，医生需要对患者进行评估，包括进行体格检查、询问症状、进行运动评分等。评估结果可以指导医生对刺激器参数进

行进一步调整。

④ 术后随访：程控过程通常需要进行多次，在初始的程控之后，患者需要定期复诊，以便医生进行进一步的程控和治疗调整。

需要注意的是，程控过程是个体化的，需要根据患者的症状和疾病特点进行调整。因此，在进行程控过程中，患者需要积极配合医生，提供准确的症状反馈和身体感受，以帮助医生更好地制定治疗方案。

12. DBS 手术的费用是多少？

DBS 疗法的费用在不同地区可能并不相同，选择不同生产厂家不同型号的产品，价格也有所差异，不能一概而论，因此无法给出确切的价格。不同地区的医保政策也不尽相同。如需要了解具体费用，还需到具体医院、医生和医保机构进行咨询。

同时，由于帕金森病是慢性疾病，患者还需要考虑术后的随访、药物费用等方面的支出。因此，建议患者在选择医院和医生时，除了考虑价格因素外，还需要关注医院的医疗水平、医生的经验和技术水平以及医院的服务质量等方面的因素。

13. 帕金森病患者 DBS 术后日常生活需注意什么？

帕金森病患者接受 DBS 疗法后，需要注意以下几点：

① 在医生和工程师指导下避免日常生活中可能损坏植入设备的行为。

② 定期复诊和随访：术后需要定期复诊和随访，以确保治疗效果和术后健康状况。

③ 避免人为的术后并发症：术后若保护不当而损伤手术部位皮肤、软组织，可能会出现一些并发症，如植入物外露、感染、出血等，因此患者需要密切观察身体状况，并及时就医。

④ 注意药物的调整：术后患者仍需持续用药，但可能需要根据情况进行调整。

⑤ 合理饮食：饮食应以易于消化的轻食为主，避免暴饮暴食，注意补充营养，如蛋白质、维生素等。

⑥ 合理锻炼：适量的锻炼有助于患者身体康复和心理调节，但需要避免过度运动和疲劳。

⑦ 注意安全：患者应注意家居安全和交通安全，如避免跌倒、交通事故等。

总之，帕金森病患者接受DBS疗法后，需要密切关注自身状况，并遵医嘱进行治疗和日常护理。此外，定期复诊和随访也是非常重要的。

第十七章

神奇的经颅磁刺激

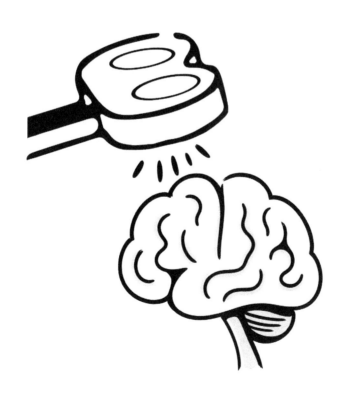

1. 什么是经颅磁刺激和重复经颅磁刺激？

经颅磁刺激，顾名思义，就是利用磁脉冲非侵入性地穿过颅骨作用于中枢神经系统（尤其是大脑），影响脑神经电活动和代谢，从而引起一系列生理生化反应的磁刺激技术。经颅磁刺激被证明是安全、无创的，它不仅可以被应用于神经电生理功能的检测，而且是治疗包括帕金森病在内的众多神经精神疾病的"利器"。重复经颅磁刺激指的是可以由程序控制的，按照一定的频率长时间连续的磁刺激脉冲输出。

目前市场上的经颅磁刺激设备的刺激频率甚至可以达到 100 Hz。最早的重复经颅磁刺激器是美国 Cadwell Laboratories 公司在 1989 年研制出的，它的刺激频率超过 1 Hz。

单刺激手动经颅磁刺激只能用于大脑功能定位和检测运动诱发电位，对大脑只是一种短暂刺激和扰动，如同噪声，不影响大脑功能。重复经颅磁刺激却可以模拟大脑神经兴奋或抑制的放电模式，长时间对皮质进行程序性刺激，不仅能对皮层起到神经调控作用，还可能对脑结构造成影响。

2. 重复经颅磁刺激为什么可以治疗帕金森病？

重复经颅磁刺激是重复、连续有规律地在某一特定皮层部位给予刺激，产生积累效应，兴奋更多方向的神经元。这不仅影响刺激局部和功能相关的远隔区域的大脑功能，重塑皮层功能，而且它产生的生物学效应可以持续保持到刺激后一段时间。

正如前文所介绍，帕金森病是一种神经退行性疾病。它存在以多巴胺能神经递质为主的多种神经递质的缺失或异常，同时存在涉及运动、情绪、认知等多个神经网络的功能结构异常。经颅磁刺激可以通过其长时程的治疗效应，对帕金森病这些神经功能的异常进行调控。

重复经颅磁刺激对神经功能的调控是多种机制相互作用的结果，涉及突触间神经递质的传递、细胞膜电位的改变、细胞内环境稳态等。突触间的连接会随着突触前后的神经元反复同步活动而增强，这种突触连接强度的可调节性就可以被称作突触可塑性。突触可塑性的诱导和维持与多种神经递质和离子活动相关，如 N-甲基-D-天冬氨酸受体和钙离子进入细胞内就发挥了关键作用。重复经颅磁刺激可以通过不同的刺激方案调节神经递质的释放、离子通道的流向，进而诱导突触间连接强度的变化，产生长时程增强或长时程抑制作用。

动物实验显示，重复经颅磁刺激可能是通过调节中枢神经系统的单胺能神经递质水平，增强突触可塑性，进而改善帕金森病的症状。另外，重复经颅磁刺激还可能通过调节可塑性相关的生化因子表达进而影响神经可塑性，多巴胺、血清素、去甲肾上腺素以及神经生长因子等在人体的表达，在经颅磁刺激作用后均有可能发生变化。有研究认为，高频经颅磁刺激可以提高颅内脑源性神经营养因子水平，减少纹状体多巴胺能神经元的死亡，进而减轻帕金森病的运动障碍。

重复经颅磁刺激的神经调控功能可能具有频率依赖性。之前普遍认为，高频经颅磁刺激会诱导皮层兴奋性增高，而低频则降低皮层兴奋性。但近来也有研究认为，不管是低频还是高频，都可以对异常的皮层神经活动进行修复，以达到治疗疾病的作用。

3. 哪些帕金森病患者适合经颅磁刺激治疗？

重复经颅磁刺激治疗已经被证实可以改善帕金森病患者多种运动及非运动症状，提高生活质量，是重要的非药物治疗手段之一。现阶段认为具有以下症状的帕金森病患者均可以接受重复经颅磁刺激治疗：

（1）运动症状

震颤、强直、运动迟缓是帕金森病主要的三大运动症状，研究认为强直和运动迟缓可以被重复经颅磁刺激治疗有效改善。一项大型随机双盲实验显示，采用高频重复经颅磁刺激来刺激初级运动皮层，可以显著降低帕金森病患者统一帕金森病评分量表中运动功能评分，尤其是在强直和运动迟缓方面表现明显。Ruoyu Li 等人的研究则认为，初级运动皮层的高频经颅磁刺激无论是对强直、运动迟缓还是震颤均有显著效应。

姿势和步态障碍同样可以被经颅磁刺激治疗显著改善。证据表明,对辅助运动区的低频重复经颅磁刺激有助于改善患者的姿势和步态障碍,无论是对已经接受药物治疗的帕金森病患者,还是并未接受抗帕金森病药物治疗的患者,其运动症状均可被改善。

冻结步态是帕金森病患者中常见且严重影响生活质量的步态障碍,也是经颅磁刺激治疗帕金森病所关注的主要症状之一。研究显示,选择初级运动皮层、辅助运动区以及背外侧前额叶为刺激靶点,均有可能改善帕金森病患者的冻结步态症状,但其确切疗效和远期效果仍有待进一步研究。

（2）非运动症状

① 抑郁:抑郁是帕金森病常见的非运动症状之一。2019年国际运动障碍协会发布的循证指南提出,重复经颅磁刺激可以作为治疗帕金森病抑郁症状的非药物方法。多项研究显示,重复经颅磁刺激治疗帕金森病抑郁症状与抗抑郁药物疗效相当。对帕金森病抑郁症的治疗多与治疗重度抑郁症一致,选取脑背外侧前额叶区作为治疗靶点。有研究认为,高频(5Hz)刺激双侧初级运动皮层可能同样具备治疗效果。

② 焦虑:在帕金森病患者中,焦虑常与抑郁症状同时存在。针对小部分帕金森病患者的研究显示,高频刺激双侧背外侧前额叶区可以降低帕金森病患者的焦虑量表评分。

③ 认知功能障碍:帕金森病患者的认知功能障碍可能涉及执行功能下降、额叶认知功能受损以及学习能力缺失等多个方面。有实验发现,高频(25Hz)重复经颅磁刺激右侧背外侧前额叶区可以有助于改善帕金森病患者的执行功能,而对额下回和右顶叶皮层的刺激则可能提升患者的额叶认知功能和学习能力。

④ 睡眠障碍:重复经颅磁刺激是治疗睡眠障碍的有效手段。同样的,对于帕金森病患者,选择背外侧前额叶皮层或顶叶等部位作为刺激靶点进行高频经颅磁刺激治疗,可以改善患者的睡眠质量。另外,经颅磁刺激治疗对帕金森病伴阻塞性睡眠呼吸暂停综合征、不宁腿综合征、日间过度嗜睡同样有治疗效果。

⑤ 淡漠:帕金森病患者的淡漠多表现为对外界任何刺激缺乏相应的情感反应,对周围发生事情漠不关心,失去情感联系等。对双侧背外侧前额叶

皮层实施高频（10Hz）经颅磁刺激可能有助于改善帕金森病患者的淡漠症状。

⑥ 自主神经功能障碍：高频经颅磁刺激治疗对帕金森病患者尿频、尿急及四肢发冷的症状有所改善，但对出汗、口干、流涎、便秘、体位性低血压和性功能障碍等方面改善不明显。

（3）其他症状

异动症是帕金森病晚期常见的运动并发症之一，严重影响了患者药物的有效使用。多项研究发现，针对初级运动皮层和辅助运动区的低频治疗（1Hz）可能对帕金森病异动症有改善效果。

有研究认为，高频经颅磁刺激刺激双侧运动皮层区可能通过增加运动皮层兴奋性，减轻肌肉强直症状，进而使帕金森病患者的吞咽功能障碍症状有所改善。

另外，对于存在冲动控制障碍的帕金森病患者，背外侧前额叶区的低频经颅磁刺激可能有效，但其治疗效果仍需进一步验证。

4. 经颅磁刺激治疗的禁忌证

当靠近线圈刺激部位存在金属或电子仪器，如患者佩戴有电子耳蜗、脉冲发生器、医疗泵等体内置入体，不应启动经颅磁刺激治疗。这是经颅磁刺激治疗唯一的绝对禁忌证。

虽然经颅磁刺激治疗对帕金森病的多种症状均有显著疗效，且其具有较高的安全性，但当患者存在急性大面积脑梗死、重度癫痫或颅内金属置入体时，需要慎用重复经颅磁刺激治疗。对于颅内埋置电极的患者（如已接受脑深部电刺激手术的患者），妊娠患者和严重或近期心脏病患者，在进行经颅磁刺激治疗时也需慎重，要经过专业医生评估后方能进行。

5. 重复经颅磁刺激治疗帕金森病的优点有哪些？

重复经颅磁刺激是一种安全、无创和有效的治疗方法，它具有以下优点：

① 非侵入性：重复经颅磁刺激是一种非侵入性治疗方法，可以在不开刀

的情况下改善症状。这种方法不涉及任何手术或药物治疗,因此避免了患者可能面临的手术风险和药物副作用。相比于手术治疗,它更加安全和简便,适合那些不能或不愿接受手术的患者。

② 安全性高:重复经颅磁刺激治疗过程中,仅仅是在头皮上放置一个磁场发生器,它产生的电磁场比较弱,并且只是对大脑皮层进行刺激,所以不会对身体造成伤害。在治疗过程中,患者会感到一些轻微的刺痛感或者是头皮上的轻微震动感,但是这些感觉都是可以接受的。

③ 有效性强:大量的研究表明,重复经颅磁刺激治疗帕金森病可以显著改善患者的症状,尤其是肌肉僵直、震颤和运动迟缓等症状。这种治疗方法是通过对大脑皮层区域进行刺激,改变神经元的兴奋性和活动模式,从而缓解症状。虽然治疗效果可能因患者病情而有所不同,但在大多数情况下,其治疗效果是显著的。

④ 治疗效果持久:与药物治疗相比,重复经颅磁刺激治疗的效果更为持久,能够长期缓解症状,减少药物的使用和调整。

6. 影响经颅磁刺激治疗疗效的因素

重复经颅磁刺激的疗效受到多种因素的影响,以下是一些常见的因素:

① 治疗时间和持续时间:重复经颅磁刺激治疗的时间和持续时间是影响疗效的关键因素之一。通常情况下,治疗需要进行多次,每次治疗时间约为20~30分钟,每周3~5次。治疗时间和持续时间的不同可能会对治疗效果产生不同的影响。

② 磁场强度和频率:治疗的疗效还与磁场强度和频率有关。在治疗过程中,磁场的强度和频率会影响大脑皮层的兴奋性和活动模式。不同的磁场强度和频率可能会导致不同的治疗效果,治疗时需要根据患者的具体情况来选择合适的磁场强度和频率。

③ 病情严重程度:病情的严重程度也会影响重复经颅磁刺激治疗的疗效。通常来说,病情越严重,治疗的效果可能就越难以达到理想状态。因此,在治疗帕金森病时,需要充分考虑患者的病情严重程度,制定个性化的治疗方案。

④ 患者个体差异:不同的患者可能对治疗的反应不同,因此需要根据患

者的具体情况制定合适的治疗方案,以达到最佳的治疗效果。

7. 重复经颅磁刺激治疗会有副作用吗?

重复经颅磁刺激治疗通常是一种安全有效的治疗方法,但是也会有一些潜在的副作用,这些副作用通常是暂时、轻微的。

① 头痛:是最为常见的副作用之一。治疗过程中可能会引起轻微的头痛,但通常不需要特殊的处理措施,头痛会在治疗后几个小时内消失。

② 神经肌肉方面的不适:在治疗过程中,有时会出现神经肌肉方面的不适,例如面部或颈部肌肉的抽动或痉挛等。这种不适通常是暂时的,治疗结束后会逐渐消失。

③ 视觉和听觉方面的问题:在治疗过程中,强度输出较高时,线圈发出的声响和振动也较高,可能会引起患者视觉和听觉方面的不适,例如出现视觉模糊或耳鸣等。但这种问题通常也是暂时的,治疗结束后会逐渐消失。

④ 焦虑和情绪变化:在治疗过程中,有时会引起患者轻微的焦虑和情绪变化,这种副作用可以通过适当的治疗和支持来缓解。

⑤ 癫痫发作:是经颅磁刺激引发的最为严重的急性副作用,但其发生概率极低,仅在1998年经颅磁刺激安全指南发布之前有过十余例报道。

需要注意的是,重复经颅磁刺激治疗的副作用通常是轻微的,并且在治疗结束后会逐渐消失。如果患者在治疗过程中出现任何不适,应及时告知医生,以便及时采取相应的处理措施。

8. 重复经颅磁刺激治疗的疗效能维持多久?

重复经颅磁刺激治疗的疗效因人而异,正如上所述,具体的疗效持续时间会受到多种因素的影响。一般而言,疗效的持续时间可能会在数周到数个月之间。

部分研究表明,重复经颅磁刺激可以在治疗后数月甚至更长时间内改善帕金森病患者的症状。但也有一些研究显示,它的疗效可能只能维持数周,之后需要重复治疗以保持疗效。

9. 重复经颅磁刺激治疗可以代替吃药吗?

重复经颅磁刺激治疗不能完全替代帕金森病的药物治疗,但它可以作为辅助治疗的一种选择,可以减轻一些症状,提高患者生活质量。重复经颅磁刺激只是一种症状缓解的治疗方式,不能改变疾病的基本病理过程。因此,在决定使用重复经颅磁刺激作为治疗帕金森病的一种方式时,应该在医生的建议下进行,并且应该结合药物治疗和其他疗法来达到最佳疗效。

10. 重复经颅磁刺激治疗可以家庭使用吗?

重复经颅磁刺激治疗是一种专业的医疗技术,需要经过专业的医师培训和授权才能进行治疗,因此,一般情况下不推荐家庭自行使用来治疗帕金森病。

尽管目前已有家庭用经颅磁刺激治疗仪在研发,但家庭用经颅磁刺激治疗仪和专业医疗机构中使用的治疗仪器不同,其制造和使用标准也不同。虽然家用经颅磁刺激治疗仪可能会对某些症状产生暂时的缓解效果,但是其疗效的有效性和安全性并没有得到充分的科学验证。另外,由于家庭成员缺乏相关的专业知识和技能,因此很难正确地选择、设置和操作重复经颅磁刺激设备。

因此,如果患者需要接受重复经颅磁刺激治疗,应该前往专业的医疗机构,在医生的指导下进行治疗,以确保治疗的安全性和有效性。

第十八章

帕金森病运动处方

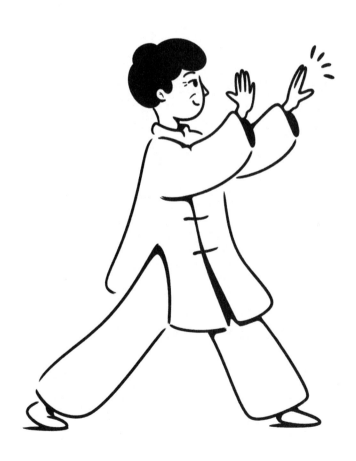

1. 什么是运动处方？

运动处方是为了增强体质，提高心肺代谢功能以及神经肌肉、内分泌功能，促进机体健化及适应性变化，遵循FITT原则，制定科学、全面的运动计划，以保证运动康复治疗的有效性和安全性。

运动处方的制定需强调个体化，FITT-VP运动处方包括：运动频率（frequency，F）、运动强度（intensity，I）、运动类型（type，T）、运动时间（time，T）、运动总量（volume，V）及运动进度（progression，P），旨在安全的前提下获得良好的运动效果。每次练习时间应限制在30~60分钟。无法耐受者应循序渐进，逐步增加运动时间和强度。

2. 运动改善帕金森病症状的机制

神经可塑性指的是神经系统在活动中发生的一系列结构与功能的改变，比如突触形成、神经形成、神经元萌出以及突触强度的增强等，进而引起神经环路的强化、修复与形成，有利于受损大脑的修复。运动会刺激神经递质（如多巴胺）和营养因子（BDNF、GDNF、FGF-2、IGF-1等）的合成，提高神经可塑性，减少神经凋亡，并可能延迟神经变性过程，能够改善个体的运动障碍、运动控制能力和认知功能。这对于轻中度帕金森病患者来说尤其有效。

运动也可减轻慢性氧化应激，刺激线粒体合成和自噬细胞的上调。此外，抗氧化酶（例如超氧化物歧化酶）也会在体育锻炼时变得更加活跃。

3. 运动与药物的相互作用

目前帕金森病的治疗药物主要包括以下四类：多巴胺能类、多巴胺受体激动剂、抗胆碱药、B型单胺氧化酶抑制剂。这些药物会引起多种副作用，比如恶心、呕吐、体位性低血压、运动波动、运动障碍（异常或不自主运动）等。这些副作用会给患者带来很大的困扰，也会降低个体参与日常生活活动和锻炼的意愿。"开关"现象是多巴胺替代药物（如左旋多巴）的一个常见副作用,是药物效应水平依赖性的运动状态变化,"开"期状态时,症状减轻,运动功能得到改善;"关"期状态时症状或体征重新出现,功能下降。"开"期和"关"期之间的转换即运动波动。病情的进展以及药物的长期使用都会加剧这种现象,但治疗中并不能为了避免副作用而选择停药,这会导致病情加重。

在对特发性帕金森病(H-Y 分期 1~2.5 期)患者的研究中,通过统一帕金森病评分量表(the unified parkinson's disease rating scale,UPDRS)运动评分以及血液样品分析显示,与静息状态相比,自行车耐力训练后患者对左旋多巴给药的运动反应略有改善。这可能是由于运动引起心率、血压升高,从而加快药物通过血脑屏障,降低药物在外周血液中的累积。然而,一些有争议的研究报道,使用左旋多巴和多巴胺激动剂会降低帕金森病患者进行跑步机训练时的收缩压,从而降低患者对运动训练的心肺反应。

帕金森药物与运动组合比单一的治疗更有效,当然还需要更多的研究定性或定量地确定药物与运动的相互关系,且由于药物"开关"效应的存在,运动训练时间的选择显得尤为重要。

4. 帕金森病患者分期运动目标

帕金森病患者运动处方的制定需要个体化,要考虑个人的心肺功能、生理限制、心理健康和疾病进展阶段。晚期(H-Y 分期 3 期及以上)的帕金森病患者应该遵循针对帕金森患者的特异性临床或康复计划,严重时还需要更多的身体辅助和运动期间的监测。下表说明了帕金森病患者运动康复每个阶段的主要目标。

阶段	总目标	具体措施
早期(H-Y 分期 1~2.5)	预防	• 对帕金森病患者及其家属进行疾病教育 • 鼓励进行运动 • 提高身体机能 • 提高平衡能力 • 提高耐力 • 提高灵活性 • 增强肌肉力量

续表

阶段	总目标	具体措施
中期(H-Y 分期 2～4)	康复和维持	• 继续早期阶段的目标 • 提高转移、姿势、步态、伸手和抓握能力 • 提高稳定性 • 控制冻结步态 • 预防跌倒 • 移动设备辅助步行 • 护理人员的宣教
晚期(H-Y 分期 4～5)	预防	• 继续中期阶段的目标 • 维持生命功能 • 预防肌肉挛缩 • 预防压疮 • 对护理人员进行宣教(床上活动、转移、日常生活活动和训练)

5. 运动前的评估

帕金森病的临床诊断主要依靠 H-Y 分期量表和 UPDRS,而在进行运动训练之前,还需要对患者的身体机能进行全面评估,主要关注以下四个方面——耐力、力量、柔韧性以及运动控制能力(包括平衡、步态及协调性)。

(1) 耐力评估

按照改良 Bruce 方案进行跑步机步行和功率自行车分级运动试验是最常用的耐力评估方法,可以评估帕金森病患者对强度递增的耐受能力。测试过程中检测心电图,可以对运动相关不良事件(如血压过高、心律失常等)进行管理。若无法完成,可以选择六分钟步行试验或者两分钟步行试验。耐力评估时,需采用 Borg 主观疲劳程度量表评估主观用力程度。

(2) 力量评估

一次重复最大力量测试可用于评估上肢或下肢的最大等张收缩力量,是评估最大肌肉力量的金标准。等速肌力测试与徒手肌力测试也常用于评估上下肢力量。亦可单独采用五次坐立测试进行下肢力量的测试，手臂弯曲测试或者握力测试评估上肢肌力。

（3）柔韧性评估

柔韧性是指在运动和日常活动中完全移动关节的能力。可以使用量角器测量关节活动范围，应评估被动和主动活动度，尤其是躯干、颈部、肩部和髋关节；采用上肢勾背测试评估肩关节活动度以及上肢柔韧性；坐位体前屈评估下背部以及腿部肌肉紧张程度；坐位旋转试验评估躯干柔韧性。

（4）运动控制功能评估

平衡是一个人保持直立姿势或控制身体运动的能力，协调是能够同时保持两个及以上的身体部位平滑且有效运动的能力。

平衡功能评估可采用计时起立行走测试、Tinetti 平衡和步态测试、Berg 平衡量表、单腿站立测试，以及简易平衡评定系统测试。步行以及协调性功能水平可以通过在其他评估过程中观察得到，可采用 10 米步行测试评估步行速度。

（5）其他评估

① 疼痛：视觉模拟评分。

② 心理功能：可采用汉密尔顿抑郁/焦虑量表或者抑郁/焦虑自评量表评估心理功能。

③ 认知功能：可采用简易精神状态检查量表评估认知功能。

④ 疲劳：可采用疲劳严重程度量表评估疲劳程度。

6. 评估注意事项

① 评估要全面，同时考虑疾病的慢性进展性，建议每 6~12 个月进行病情进展及运动功能评估。

② 评估应在服药 45~60 分钟后峰值剂量时进行；有剧烈症状波动者应分别在"开期"和"关期"状态下评估。

③ 评估前热身 5~10 分钟。

④ 评估时应采取有效的保护措施，保障个体安全。如：个体存在平衡或步行功能障碍时，进行评估需要借助安全带与扶手。

⑤ 避免进行急转弯、旋转等动作，避免在狭窄的地方进行评估，以防患者跌倒。

⑥ 患者自主神经功能会影响心肺耐力测试结果，导致无法达到最大心率，若存在自主神经功能障碍，可能需要进行心电图检查。

⑦ 肌肉力量的评估中，不可忽略上肢肌力。

7. 运动处方建议

美国运动医学学院（ACSM）运动试验和处方指出帕金森病患者最需要改善的四个方面：步态、转移、平衡和功能性活动能力。但是目前对帕金森病患者最推荐的运动类型和强度并没有统一的标准。

对帕金森病患者来说，不同运动类型分别针对不同的肌群进行训练，因此运动处方必须是一个综合性的训练处方，应该制定符合自身情况的全面运动计划，而这些运动计划应该将有氧和抗阻训练作为重点，同时也要包括灵活性训练和平衡训练。有证据表明，有氧耐力训练和抗阻训练都能改善与帕金森病相关的功能障碍并促进健康，而在进行运动训练前首先必须先进行牵伸训练。

（1）运动训练类型

① 耐力训练：是指能够提高心肺功能的运动，心肺耐力可表现为一个人使用大肌群进行运动时所能持续的时间。有氧耐力训练能在一定程度上降低帕金森病患者患糖尿病、心脏病或中风等慢性疾病的风险。长期坚持重复性运动训练能引导并逐步激活神经肌肉系统。此外，渐进性有氧运动训练可以提高帕金森病患者肺功能和心血管系统的自主调节功能，维持血压在体位转换时的稳定。早中期的帕金森病患者在进行轻中度强度的运动后，在体能、疲劳度、运动迟缓、步态和日常生活活动能力等方面均有改善。

运动方式：长时间的活动，在各种地形和障碍下的跑步、骑行、游泳、划船、骑功率自行车、跑步机运动。

② 抗阻训练：是指某种形式的阻力作用于肌肉，自身力量对抗阻力使肌

肉产生静态和动态收缩结合的一种力量锻炼。绝大多数帕金森病患者都会有肌肉力量下降的症状，其中肌力下降最明显的部位是髋关节、膝关节、腕部、手部和核心肌群的屈伸肌。肌力下降会导致步态异常，影响身体功能，增加跌倒的风险。肌肉无力会限制帕金森病患者的日常生活活动，其中一个比较有效的方法是在不引起过度疲劳的情况下，制定针对特定大肌群（特别是下肢）的锻炼。

运动方式：俯卧撑、引体向上、举哑铃、高强度间歇训练等。一般建议每周进行2～3天中高强度的抗阻训练，8～12个为一组，每天一组以上，重复多次。

③ 灵活性训练：是指能够提高关节、肌肉等软组织的活动范围和伸展能力的训练。肌强直是帕金森病患者的典型运动障碍，下肢肌强直会导致步幅缩短和步速改变。因此，关节和肌肉的灵活性对帕金森病患者很重要，每周或每天进行多次的灵活性训练和抗阻训练可以减轻肌强直症状、肌肉、关节的灵活性和整体健康状况。太极、瑜伽和肌肉放松等灵活性训练还可以改善帕金森患者失眠、焦虑、抑郁等非运动症状。一般治疗结束2个月后，灵活性训练的效果会消失，因此建议通过增加疗程来维持疗效。

运动方式：游泳、骑自行车、跳舞、慢跑、跳绳、拳击、打网球、走直线、瑜伽、太极、肌肉放松训练及牵伸训练等。

④ 运动控制训练：是指能够提高肢体动作控制能力，包括组织延展性、肌肉收缩性以及平衡能力的训练。帕金森病患者的运动控制障碍表现在完成不同任务时存在姿势协同异常、协调障碍以及对运动指令反应迟缓等，此外还存在步速缓慢、足拖地、冻结步态等问题，这些步态障碍影响了步行的安全性。太极拳、跳舞、骑自行车和拳击等运动有利于改善帕金森病患者的重心转移、姿势控制能力、运动迟缓、肌强直和震颤等典型运动症状。也可以包含一定改善帕金森平衡、移动和步态方面的训练来使帕金森病患者获益。良好的平衡、协调与步行功能需要全身多个部位共同参与，这些复杂运动能力的提高，还需要增强的力量和敏捷性。

运动方式：太极拳、单腿站立、快走、跳舞、瑜伽、旋转练习等。

（2）运动程序建议

① 耐力训练

模式：跑步机运动、功率自行车、骑行或划船。

强度:≤40%心率储备(HRR)(低强度),40%～60% HRR(中等强度),或 60%～80% HRR(高强度)。对于身体功能较差的个体,建议从较低的强度开始,并在可耐受的情况下逐步提高强度。应使用心肺运动试验来确定合适的运动强度。可以考虑使用外部提示(如听觉、语言和视觉),加大四肢和躯干的运动幅度。

持续时间:每天 20 分钟的高强度运动或 30 分钟的中等强度运动。对于身体功能较差的患者,可以每天进行几次 10 分钟的训练。

频率:每周 2～3 天的高强度运动或每周 5 天的中等强度运动。根据帕金森患者的"开"期和"关"期波动相应调整。

② 抗阻训练

模式:建议进行全身抗阻训练,关注重点是下肢肌群,包括多关节训练和闭链运动训练。

强度:最大能重复一次的阻力(1RM)的 60%～80%或 40%～50%。

持续时间:8～12 个为一组,每次 1～4 组。运动过程中,尽量减少从地面到坐位或站位的转换。

频率:每周至少两天。

③ 灵活性训练

模式:主要采用牵伸训练,重点是躯干和脊柱肌群,可配合动态牵伸或本体感觉神经肌肉促进技术;也可采用太极拳、瑜伽、肌肉放松训练等。

持续时间:牵伸训练每组肌肉共牵伸 60 秒。一次牵伸 60 秒或每次牵伸 30 秒,重复两次。太极拳等其他训练持续时间至少 10～15 分钟。

频率:每周至少 2～3 天。每天进行牵伸运动可以增加关节活动范围。可在患者的"开"期进行灵活性训练。

④ 运动控制训练

模式:以提高平衡和步行功能为重点的步态训练,或太极拳、瑜伽、探戈、华尔兹舞蹈等运动技能。需要注意的是,这些运动不能代替有氧或抗阻训练。

强度:无明确统一的运动强度,应在个体可耐受的范围进行训练。

持续时间:至少 10～15 分钟。

频率:每周至少 2～3 天。

（3）针对不同症状的运动建议

① 针对运动症状的建议

冻结步态：慢跑,游泳,骑行,徒步,有氧舞蹈,跳绳,跆拳道,打网球,太极拳。

运动技能障碍：踢球,打乒乓球,俯卧撑和引体向上,高强度间歇训练,功能性训练。

肌力下降：平板支撑,离心运动,深蹲,箭步蹲。

平衡功能障碍：单腿站立,半圆平衡球(BOSU球),快走,太极,有氧舞蹈,骑行,站立时身体姿势转换,瑜伽。

肌强直：全身牵伸运动(如屈髋肌和腘绳肌的牵伸),耸肩,下巴内收。

② 针对非运动症状的建议

便秘：理疗结合腹部按摩,盆底肌与躯干肌力量训练。

抑郁：太极拳,瑜伽。

流涎：呼吸肌肌力训练。

疲劳：探戈舞蹈,高强度间歇训练。

体位性低血压：抱腿练习(起身前双手抱膝挤压腿部,每侧10次)。

疼痛：呼吸训练,太极拳,瑜伽。

精神性疾病(幻觉或妄想)：有氧运动,瑜伽。

性功能障碍：气功,功率自行车。

厌食、恶心呕吐：全身整体运动。

睡眠障碍：有氧训练,越野,减重训练。

泌尿系统问题：以运动为基础、生物反馈辅助下的行为干预,盆底肌运动训练。

③ 认知障碍

注意力问题：双重复任务步行,敏捷性训练,在任务下步行时转移注意力,视觉/听觉提示训练,拳击训练,牵伸训练。

执行功能问题：牵伸训练,平衡功能训练,耐力训练,视觉/听觉提示训练,定期锻炼和体能训练。

早期帕金森病患者的运动处方

	训练频率	训练强度	训练时间	训练类型
耐力训练	每周3天	剧烈强度:储备心率的60%～89%,主观疲劳量表14～17分	45分钟	长时间的活动,在各种地形和障碍下的跑步、骑行、游泳
抗阻训练	每周3天	高强度:60%～80% 1RM	2～4组,重复8～12次	主要肌群锻炼,借助举重器械、抗阻器械、可自由调节重量器械的训练
灵活性训练	每天30分钟	不会引起不适的强度	每次60秒,重复3次	主要肌群和腓肠肌牵伸,俯卧伸展,静态牵伸
平衡和协调性训练	每周2次	不会引起不适的强度	每次15～40分钟	动态姿势控制,双重任务步行,在不稳定的表面进行姿势控制训练、太极、舞蹈

中期帕金森病个体的运动处方

	训练频率	训练强度	训练时间	训练类型
耐力训练	每天30分钟	中等强度:储备心率的40%～59%,主观疲劳程度量表12～13分	多种形式训练30～40分钟	在监视和他人注意提示辅助下,在各种地形、障碍中的步行、骑行、游泳
抗阻训练	每天30分钟	不会引起不适的强度	每次30～60秒,重复3次	站立时腓肠肌牵伸、仰卧位伸展
灵活性训练	每周2～3天	非常低的强度:<30 1RM	至少1组,重复10～15次	避免自由重量训练,监护下的爬楼梯、原地踏步、穿戴矫形器
平衡和协调性训练	每周2次	不会引起不适的强度	每次15～40分钟	静态姿势控制(如:闭眼/单腿站立、站立转头、重心转移),太极、舞蹈

晚期帕金森个体的运动处方

	训练频率	训练强度	训练时间	训练类型
耐力训练	每天	低强度:储备心率的30%~59%,主观疲劳程度量表9~11分	20分钟或采用多种形式训练,每种10分钟	监护下的步行,使用辅助或减震装置下骑健身自行车,带安全带的臂式握力计训练
抗阻训练	每周2~3天	非常低的强度:<30 1RM	至少1组,重复10~15次	避免自由重量训练,监护下的爬楼梯、原地踏步,穿戴矫形器
灵活性训练	每天两次,每次15分钟	不会引起不适的强度	每次重复10~30秒	辅助下的站立位时腓肠肌牵伸,坐位时腘绳肌牵伸,仰卧或俯卧牵伸。
平衡和协调性训练	每周2次	低强度:储备心率的30~59%,主观疲劳程度量表9~11分	每次20~25分钟	静态姿势控制(如:闭眼/单腿站立、站立转头、重心转移),太极拳

8. 运动的注意事项

① 运动训练要循序渐进,根据个体身体机能水平从较低强度开始。

② 在适宜的环境中进行训练,训练设施保持在室温72~76℉(20~22℃)、空气流通,同时注意补充水分。

③ 尽可能在峰值药物剂量时(服药后45~60分钟)或一天中感觉最好的时间(运动并发症最少)进行锻炼。

④ 密切观察个体在运动过程中的反应,特别是在药物(包括剂量和种类)或者疾病状态("开"期与"关"期)发生改变时。

⑤ 注意非运动症状对运动的影响。比如,当个体有严重的认知功能障碍时,轻量的运动即可使其症状改善,同时运动过程中需要治疗师或者陪护者更多的监督;注意个体的疲劳与疼痛等症状的出现并及时调整运动处方。

⑥ 警惕自主神经功能异常,及时调整训练。自主神经功能障碍可能会导致在运动或休息时出现心率、血压、呼吸以及体温的异常,进而导致运动

无效,甚至影响病情进展。

⑦ 确保个体安全,特别是当存在平衡不良或移动受限时。在训练前要移除障碍物,同时可借助辅助用具比如扶手栏杆等,也可以进行体位的调整,如由站立位训练改为坐位训练。

⑧ 可以提供一些视觉(比如地板上的标记)或听觉(比如有节奏的音乐)提示,必要时要多次重复指令,特别是对存在认知障碍的个体。

⑨ 在进行大肌群与躯干共同参与的运动(比如坐、站转移或者在张开双臂时扭转身体)时,要注意保持脊柱的伸展或者保持正确姿势。

⑩ 采用综合性的运动方案,推荐采用多种类、分段式的运动方案。比如以一周为一个循环,可以第一天进行心肺耐力训练、第二天进行抗阻训练、第三天进行平衡训练。

9. 运动中出现哪些情况时须终止运动?

运动中出现恶心、头晕或眩晕、严重疲劳、难以忍受的疼痛、冷汗、呼吸困难、胸痛、心悸、收缩压降低超过 10 mmHg(1 mmHg=0.133 kPa)等异常症状与体征时,应立即终止运动并进行医疗救助。

第十九章

帕金森病中医药治疗

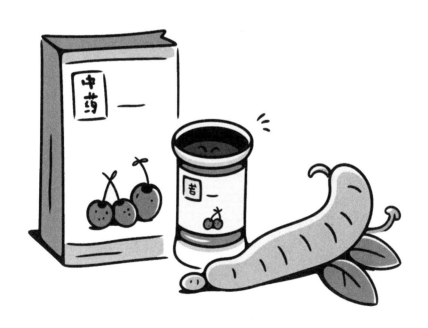

1. 中医是如何认识帕金森病的？

帕金森病是现代医学的病名，虽然古代中医文献中没有明确提出帕金森病的病名，但根据该病的主要临床表现，综合历代医家文献的记载，可概括为：① 以震颤为主要表现者，多称为"震掉""颤振""振掉""震颤""颤抖""手足颤动""风颤"等；② 以肌强直为主要表现者，多称为"拘挛""痉病""筋急""转摇不能""屈伸不能""行步奔急"等。

由于历代医籍对此病的记载并不系统，相关的论述仅散见于各种医籍中。参照现代医学有关帕金森病的诊断标准，不难看出古代文献的描述不能与之完全对应。一般认为，帕金森病与中医脑病之"颤证"比较相近。

2. 中医认为帕金森病的病因有哪些？

中医认为帕金森病的常见病因有先天禀赋不足、后天失养、情志失调、邪风淫扰等。

① 先天禀赋不足：肾为先天之本，主藏精，肾生髓，髓生血，先天肾精不足，可导致精血亏虚而不能濡养肢体筋脉肌肉，出现运动迟缓、四肢僵硬等症状。

② 后天失养：帕金森病多见于老年人，中医认为长期劳累、工作生活紧张、房事过度，或久病伤肾、年老体衰等后天因素容易引起脏腑功能失调，导致出现震颤等症状。

③ 情志失调：五志过极，喜、怒、忧、思、悲、恐、惊等情绪过激，都会引起气血运行不畅，脏腑功能失调，导致疾病。

④ 邪风淫扰：邪有外邪和内邪之分，风也有外风和内风之别。老年人气血渐亏，经络空虚，外邪乘虚而入，导致气血凝涩，邪气独留；或肝肾亏虚，痰瘀内生，阻滞脑络，以致肝风内动，发为帕金森病。

3. 中医治疗帕金森病有哪些方法？

中医治疗帕金森病包括内治法、外治法和自我调养。内治法是最主要的治疗方法，也就是通过辨证论治，以口服中药的方式进行治疗。外治法包括针灸、推拿、外敷等，对帕金森病的临床症状也有一定的改善作用。自我调养也是比较有中医特色的传统疗法，包括饮食调养、生活起居的调摄以及中医传统功法，其中导引疗法主要有五禽戏、八段锦、易筋经、太极拳等。

4. 中医治疗帕金森病有哪些优势？

中医药以其独特的理论体系和较好的临床疗效，在帕金森病的治疗中正逐渐受到重视，其在帕金森病的治疗中有着不同于西医西药的独特优势：一是药物的毒副作用小；二是治标与治本相结合，既注重局部症状的改善，同时又重视人的整体调节；三是重视辨证论治，既强调普遍性，又强调个体差异等。

一般认为，中医药治疗帕金森病主要体现在改善症状、延缓病程、增强西药疗效、减少西药用量、减轻西药的不良反应等方面，同时可增强患者体质，提升抗病能力。实践证明，中医药在改善帕金森病患者的非运动症状方面有较好的整体优势。当然，中医药治疗帕金森病还存在诸多局限和难题，需我们共同努力。

5. 中医的整体观如何体现在帕金森病的治疗上？

71岁的李大爷有患帕金森病已有7年，长期服用多种西药。最近一年，他的病情逐渐加重，除了强直震颤外，还经常感到神疲乏力，少气懒言，失眠，多汗，腹胀便秘，头晕，甚至出现眼前发黑等症状。到医院就诊，医生认为李大爷不仅有运动症状（强直震颤、运动迟缓），也有明显的非运动症状（疲乏、失眠、多汗、胃排空延迟、便秘及体位性低血压等），需要调整用药，比如，运动症状主要用美多芭、普拉克索治疗；非运动症状主要是对症治疗，如治疗失眠用安眠药，多汗用安坦（即苯海索），腹胀（胃排空延迟）用多潘立酮，便秘用通便药物，体位性低血压用米多君。这么多的药物既带来了不便，增加了费用，更是平添了的诸多药物产生的副作用。李大爷决定看看中医。中医师辨证论治,结合李大爷舌淡苔少、脉细数的表现,辨证为气阴两虚,因此治疗的重点是益气养阴,用生脉饮加补中益气汤。经过一个疗程的治疗,李大爷的一些非运动症状,如失眠、多汗、腹胀便秘、神疲乏力等有了明显的改善。

中医认为人体是一个有机的整体,生理上相互协调,病理上相互影响。李大爷的临床症状是其脏腑、气血、阴阳平衡失调的外在表现。因此治疗上不能有什么症状就用什么药,而应通盘考虑再给出整体治疗方案。这便是运用中医的整体观进行辨证论治的优势。医生给李大爷开出一张处方缓解了诸多症状。中医不仅强调治病,更重视调养。因而,在李大爷病情得到控制后,医生建议他每天都要注意饮食、起居、运动等方面的健康调养。这种医养结合的理念,对于提高帕金森病患者的生活质量也是非常重要的。

6. 帕金森病中医如何辨证论治?

辨证论治是中医治疗疾病的基本原则,可以最大限度地发挥治疗的灵活性。中医认为,帕金森病是脏腑、气血、阴阳平衡失调所致,治疗上要根据患者的临床特征、病因病机、体质偏颇等具体状况,选择不同的中药方剂进行治疗。一般将帕金森病辨证分为四种基本证型。

① 风阳上扰证:头部或肢体摇动、颤抖,不能自主,单个上肢,逐渐发展到同侧下肢,对侧肢体,伴有头晕耳鸣,头痛且胀,失眠多梦,肌肉强直,腰膝酸软,颜面潮红,尿黄便秘,舌红苔黄,脉弦细数。治法:平肝潜阳,滋阴熄风。可以选用天麻钩藤饮或镇肝熄风汤治疗。

② 痰热动风证:神呆懒动,形体稍胖,头胸前倾,头或肢体震颤尚能自制,活动缓慢,胸脘痞满,口干或多汗,头晕或头沉,痰黄,小便短赤,大便闭结或数日不行,舌质红或暗红,舌苔黄或黄腻,脉细数或弦滑。治法:清热化痰,平肝熄风。可以选用黄连温胆汤或羚角钩藤汤治疗。

③ 阴血亏虚证:头部或肢体摇动、颤抖,不能自主,单个上肢,逐渐发展到同侧下肢,对侧肢体,动作迟缓,伴有纳呆,头晕心悸,神疲乏力,气短懒言,肢冷便溏,舌淡红,苔薄白滑,脉沉无力。治法:滋阴养血,濡养筋脉。可以选用大定风珠治疗。

④ 阴阳两虚证:头摇肢颤,筋脉拘挛,畏寒肢冷,四肢麻木,心悸懒言,动

则气短,自汗,舌淡,苔薄白,脉沉迟无力。治法:补肾助阳,滋阴柔筋。可以选用地黄饮子治疗。

帕金森病是一种比较复杂的疾病,临床上个体差异大、变化多,还可出现痰瘀互结、气虚血瘀等虚实夹杂的复杂证候,因此临床辨治时不必局限于上述证型,应谨守病机,审时度势,病证结合,明辨虚实,灵活处方,合理选药,综合调治。

7. 帕金森病的中医用药规律是什么?

鉴于帕金森病的基本病机为脏腑、气血、阴阳平衡失调,肝、脾、肾精血亏虚,内生风邪、瘀血、痰浊,导致脑髓空乏,清窍被扰,筋脉失养,脉络不通,脑神失用。故基本治疗方法包括滋补肝肾、益气养血、平肝熄风、化痰祛瘀等。

帕金森病初期多以痰瘀阻滞、肝风内动为主,本虚之证并不显著。临床治疗应以活血化痰、平肝熄风为主,同时兼顾肝、脾、肾三脏,根据具体情况辅以滋补肝肾、益气养血。处方用药常选用全蝎、蜈蚣、红花、水蛭、天麻、钩藤、胆南星、僵蚕、熟地、何首乌、杜仲等。

帕金森病中晚期,随疾病进展,肝脾肾日渐亏虚,不但肝肾阴虚、气血亏虚等本虚之象逐渐突出,阴损及阳,还出现阳气亏虚之征。临床治疗应以滋补肝肾、益气养血、调补阴阳为主,兼以活血化痰熄风。处方用药多选用枸杞子、杜仲、肉苁蓉、熟地、何首乌、当归、川芎、山药、党参、丹参、全蝎等。

由于帕金森病多见于中老年人,本虚是发病基础。因此,治疗上应重视柔肝滋肾、健脾益髓以治病求本;内风、痰瘀由本虚而生,是疾病持续加重的关键因素,在治疗过程中亦应重视活血化痰熄风,并贯穿于疾病治疗的始终,力求尽早、尽可能地去除内风、痰瘀,阻止病程进入恶性循环。

8. 针灸能治疗帕金森病吗?

针灸是可以治疗帕金森病的。临床实践证明,针灸能够疏通经络,对于帕金森病的运动症状(如行动缓慢、肌强直、静止性震颤等)和非运动症状(便秘、抑郁、睡眠障碍等),都有一定的缓解作用。针灸治疗帕金森病的方法包括针刺治疗、电针治疗、艾灸治疗和耳穴贴压治疗等,其中,针刺治疗还有头针、体针、腹针等,可根据患者的临床症状选取不同的治疗方法,多数病人在治疗后会觉得症状有所缓解。应提醒大家的是,帕金森病患者一定要到正规医院由专业医师进行针灸理疗,针灸目前只能作为辅助治疗,不能完全代替药物治疗。

9. 帕金森病如何针灸治疗?

帕金森病是一种常见的神经系统变性疾病,针刺治疗能改善患者的临床症状及延缓病情进展。帕金森病的针刺治疗多以镇肝熄风、平补肝肾为主。体针常用穴位为四神聪、风池、曲池、合谷、阳陵泉、太冲、太溪等,可随证加减穴位,留针时间约30~50分钟,疗程以10~15天为佳。头皮针多以舞蹈震颤控制区为主要的刺激区域,根据症状可配合运动区、感觉区及其他头部经穴。帕金森病的疗程较长,应避免穴位疲劳,必要时可以考虑两组处方交替使用。因帕金森病较为顽固,可在普通针刺的基础上加用电针仪持续刺激穴位,从而提高临床疗效。

一般认为,针刺治疗帕金森病的机制主要体现在以下几个方面:①提升脑内的多巴胺水平,并且有升高基底节区其他单胺类递质的作用,这可能与针刺对基底节残存神经元的调节作用有关;②清除神经损伤因素,针刺不仅能增强帕金森患者的抗氧化酶活性,还能使病理性增高的脂质过氧化反应降低至正常水平,恢复平衡后的自由基清除系统能有效地清除自由基,使机体免受过量活性氧攻击,减轻脑组织损伤,对帕金森病患者起到神经保护性治疗作用;③减弱震颤肌电位的振幅、频率,从而有效地改善帕金森病患者的震颤;④改善病变脑组织的修复条件。研究表明,针刺可改善帕金森病患者大脑的供血状况,并使这一效应持续。

无论是针刺提高了抗自由基酶活性,还是改善了大脑的血供状况,均有利于病变组织的修复。

10. 推拿能治疗帕金森病吗?

推拿属于中医外治法的范畴,是指通过一定的手法,作用于人体体表的特定部位,调节机体的生理和病理状态的一种治疗方法。推拿治疗可以疏通经络、活血化瘀、调整气血及脏腑功能,对早期出现的震颤、僵直以及帕金森病非运动症状(如失眠、疲劳、腰背疼痛、便秘、胃轻瘫等)有一定的改善作用。常用的推拿手法有按法、揉法、滚法、推法、擦法、拿法、扫散法等,临床上可单独应用,也可与其他手法结合运用,应根据患者的具体情况施以相应的手法。应强调的是,推拿治疗是辅助手段,不能代替药物治疗。

11. 帕金森病如何推拿治疗?

(1) 头面颈部的推拿

患者取坐位,暴露治疗部位,医生站于一侧。① 用拇指指腹螺纹面推桥弓。每侧自上而下推抹 20 次左右,一般以推至桥弓穴肌组织松软为度,单侧进行,一侧推好后,再推另一侧(不可同时推两侧);② 用两手拇指螺纹面,自印堂开始沿两侧眉毛到太阳穴往返操作,同时把分法的起始部沿额的正中线逐渐向上移动至发际;③ 扫散法:用拇指偏锋在头两侧足少阳胆经的循行部位,从前上方向后下方推动,每次操作十余次,在完成一次操作后再治疗另一侧;④ 从头顶到枕后部,自前向后用五指拿法。到枕后风池穴改用三指拿法,沿颈椎两侧向下,至第七颈椎,重复操作 3~5 遍。

(2) 躯干部的推拿

患者取坐位,暴露治疗部位,医生站于一侧。① 沿锁骨下横擦前胸部,并逐渐向下移至第十二肋,往返操作,以前胸部位透热为度;② 接上治疗横擦肩背部,并逐渐向下移至腰部,往返操作,均以透热为度;③ 患者体位不变,医生站于另一侧,再重复①、②步骤。

(3) 上肢部的推拿

患者取坐位,医生先在一侧操作,完成后再治疗另一侧上肢。① 直擦上肢:自手腕至肩胛部内、外两侧直擦,以微热为度;② 拿上肢:拿上肢内、外侧,自肩胛部向下拿至腕部重复 2~3 次;③ 捻、抹手指,再搓上肢,往复 2~3 次,然后大幅度摇肩。

重复头面颈部的推拿,最后用掌根震击百会,拳背振击大椎及腰阳关,结束治疗。

辨证加减：上肢震颤较甚者点拿两侧肩内俞、曲池，按拿极泉；下肢震颤较甚者点两侧血海及照海穴，横擦骶部，以热量透达下肢为度；全身肌肉强直较甚者推桥弓后加揉拿桥弓；直擦背部督脉时，热量要求透达任脉；横擦肾俞、命门，以温热为度。

12. 中医传统功法能治疗帕金森病吗？

中医传统功法是人们强身健体的锻炼方法，古代称之为"导引"。导引是我国古代的呼吸运动（导）与肢体运动（引）相结合的一种养生术，有八段锦、五禽戏、太极拳、易筋经、六字诀等。导引可以改善人体新陈代谢，有平衡阴阳、调和气血、疏通经络、培护真气、扶正祛邪、强筋健骨的作用。

临床研究表明，帕金森病患者常练中国传统功法对改善肌肉僵直、静止震颤、运动迟缓等具有积极作用。比如在练习太极拳的过程中身体运动和深度腹式运动相协调，对帕金森病患者的力量、平衡功能、四肢协调和控制能力及步态移动能力有益。此外，五禽戏和八段锦也可以使人体肌肉和关节舒展，重心交替移动，可很好地调节运动能力，改善平衡和协调性。哈佛大学的研究显示，长期练习太极、气功对改善生活质量、运动症状和平衡性都有益处，是帕金森病患者很好的辅助治疗手段。

建议帕金森病患者每日进行至少 30 分钟的练习。如果难以坚持 30 分钟，可分为 3 次，每次 10 分钟。

13. 帕金森病患者如何顺时养生？

中医治病强调天人合一，顺应自然，对于慢性病注重调理，帕金森病也不例外。中医四季养生的原则是顺应四时、调和阴阳，下面简单聊聊帕金森病患者如何做好四季养生。

春季阳气升发，万物始生，帕金森病患者此时应注意保护阳气，以免受到外邪侵扰，所以要注意保暖，衣服不要脱得太快，早晚天凉，一定要及时添加衣物。应保持心情舒畅，忌发怒、生气，天气好时多去户外活动，舒缓心情，避免出现抑郁。帕金森病患者应晚睡早起，但最晚不宜超过晚上 11 点。可适当食用辛散之物，如葱、香菜、韭菜等。患者平时容易出现春困，是一种有湿的表现，可适当选用荷叶、薏米、茯苓健脾祛湿之品煲汤。运动可选八

第十九章 帕金森病中医药治疗

段锦练习,以升发阳气。

进入夏季,帕金森病患者一方面要顺应夏季阳盛于外的特点,注意保护阳气,固护阴液;另一方面,要顺应自然界阳盛阴衰的变化,宜晚睡早起。同时也应保持"心静自然凉"的心态,神清气和,心胸宽阔,保持快乐,以长养身心。"暑易伤气",腠理又易开泄,易受风寒湿邪侵袭,睡眠时不宜长时间使用电扇、空调。夏至节气是冬病夏治的大好时机,帕金森病患者若阳气虚弱明显、寒湿较重,如冬天出现怕冷明显、身体沉重乏力等不适,可借助夏至气候条件充当自然医药并配合汤药、食疗或穴位贴敷等治疗方法以培补阳气,符合中医"天人相应"的道理。室外锻炼时,应避开烈日炽热之时,可选择在清晨或傍晚较凉爽时进行。

秋季天气由热转凉,也是人体阳消阴长的过渡时期,帕金森病患者此时应顺应秋天收敛的特性,以养收为原则,注意保养体内的阴气。着衣不宜过多,所谓"春捂秋冻",否则会影响机体对气候转冷的适应能力,易受凉感冒。平时要注意保持内心宁静,神志安宁,心情舒畅,少生闷气。注意收敛神气,不可过于耗散。遇到伤感之事要注意排解,以避秋天肃杀之气。帕金森病患者此时应注意早睡早起,早睡以顺应阳气的收敛,早起为使肺气能够舒展,防止收敛太过。秋天燥气当令,可食用芝麻、蜂蜜、百合等滋阴润肺的食物。秋季是最佳的锻炼时间,可做慢跑、散步、太极拳等运动,运动量不宜过大。

冬季万物收藏,万木凋零,是生机潜伏闭藏的季节,人体的阳气也随着自然界的转化而潜藏于内。帕金森病患者应顺应自然界闭藏之规律,以敛阴护阳为根本。在精神调养上要做到保持精神情绪的安宁,含而不露,避免烦扰,使体内的阳气得以潜藏。起居方面应早睡晚起,适当增加衣物,以顺应闭藏之道。冬季也是食补的好时候,可适当进补,食用鸡、羊肉、桂圆、木耳等,但是忌过辣、忌油腻。若腹胀、便秘明显的帕金森病患者可适当食用白萝卜以行气通便。平素可自己进行手法按摩,具体操作方法:用一只手按住另一只手背,以其掌心放在肚脐上,然后按顺时针方向,由里向外做环形按摩。反复多次,每天可以早中晚各做一次。冬天帕金森病患者的肢体更为僵硬,此时锻炼应避免剧烈运动,可进行适当伸展、慢走等运动,使各个关节活动开,达微微出汗即可。

14. 帕金森病可以选择中西医结合治疗吗?

目前,药物治疗仍然是帕金森病最基本的治疗手段,然而,长期使用抗帕金森病的药物会产生诸多的副作用,如幻觉、睡眠障碍、恶心、腹胀、便秘、体位性低血压等。大多数的患者会接受左旋多巴替代治疗,但长期使用该类药物极易诱发运动并发症,如症状波动、异动症等,从而影响患者的生活质量。中医在长期的临床实践中积累了丰富的治疗经验,在辨证论治、专病专方治疗等方面取得了较好疗效。一方面,中医注重"治病求本",以恢复患者的"阴平阳秘",目的是增强帕金森病患者自身对于疾病的抵御能力,减少运动并发症发生。另一方面,充分发挥中药"增效减毒"作用,增强西药疗效,减少西药的副作用。临床与实验证明,中药可从多靶点、多途径、多层面上改善帕金森病患者的运动并发症,进而提高患者的生活质量。

建议初期可采取中医治疗以延缓疾病进展,中晚期采取中西医结合治疗以减少并发症。无论采用中医中药还是西医西药治疗,都是一个长期的过程,需要家人的耐心和病人的恒心。

15. 中药西药可以同时服用吗?

由于中药的具体成分和在人体内的代谢过程均较复杂,有些中西药合用则可能出现相互作用,降低治疗效果,甚至出现毒副作用的情况。因此,建议中药和西药服用的时间至少相隔 30 分钟、60 分钟或更长的时间更佳。

有些帕金森病患者会问:"吃了中药,能不能停西药?"临床实践告诉我们,尽管中药可以改善临床症状,但还不能够代替西药。至于是否可以减少西药的用量,这取决于服用中药的时间和临床症状改善的程度。比如,患者服用多种抗帕金森病的西药,经用中医中药治疗 1~2 个疗程后,症状有明显改善,可以尝试停用其中的一种西药,或减少其用量,观察病情有无变化。如果病情稳定 1 个月以上,可继续减药或减量。若减药或减量后,患者的症状再次出现,甚至加重,则应及时到医院就诊,医师会根据具体病情,或调整西药治疗方案,或采用中医辨证用药。

16. 如何正确煎煮中药汤剂?

　　选择中医治疗的帕金森病患者,需要了解传统中药汤剂的正确煎煮方法,否则会影响药物的临床疗效。煎煮中药之前应该先浸泡至少30分钟,然后开始头煎,头煎之后再进行二煎。煎煮中药需要选择合适的器皿,并且掌握好火候,如果要煎煮挥发类药物,则需要盖好盖子。

(1) 中药煎法

　　① 浸泡:先把药物倒入熬药的器皿当中,加上凉水没过药物,浸泡30～60分钟。中药饮片是经过炮制加工、脱水干燥而成,浸泡可以使药材吸足水分而软化,利于有效成分逐渐溶解在水中。如果中药饮片不进行浸泡而直接用急火煎煮,可能会使药材表面所含的蛋白质凝固并淀粉糊化,造成中药材里面的有效成分不容易溶出。

　　② 头煎:泡好了之后,将砂锅放在燃气灶或煤炉上开始煎煮。一般中药都需要煎煮两次,头煎先开大火,等到水开了之后再转为小火继续煎煮15～20分钟即可。这期间需要隔上几分钟搅拌一次,防止药物沉底煳锅。

　　③ 二煎:头煎结束之后,将药汁滤出,然后加上凉水,水也要没过药材,继续用大火煮至沸腾,然后开小火煎煮10～15分钟即成。将头煎和二煎的药汁兑在一起,分两次分服。建议饭后温服。

(2) 中药煎煮注意事项

　　① 选择合适的煎药器皿:煎煮中药不是随便用什么器皿都可以的,一般来说以砂锅或者瓦罐为宜,这些器皿不仅传热慢而且保温效果也好,也可以用搪瓷锅或者是不锈钢锅,但忌用铁锅、铝锅或者是铜锅。

　　② 掌握好煎药的火候:不管煎煮什么样的中药材,都应该掌握好煎煮的火候,一般都是先用大火烧开,再用小火慢熬。但往往需根据中药的药性而定,如发汗解表的药物煎煮的时间宜短,而滋补类药物需长时间煎煮。一些矿石贝壳类药物,如龙骨、牡蛎、珍珠母等,应打碎后用水煎20～25分钟,然后再加入其他药物同煎;而一些含挥发油的芳香类药物,如砂仁、豆蔻、肉桂等,久煎容易降低药效。

③ 其他方面:浸泡中药最好选择净化过的自来水,头煎时水需要没过药材约3~5厘米,二煎时水只要没过药材即可。有些处方中含有粉末、种子类药物,或是对黏膜有刺激性的药物,如车前子、旋覆花等,应该用布包起来煎煮,以免烧焦或使药汁浑浊。

第二十章

帕金森病肉毒毒素治疗

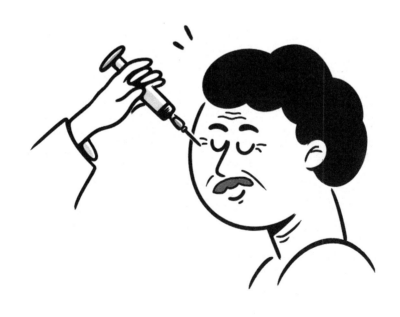

1. 什么是肉毒毒素？

肉毒毒素是肉毒杆菌（clostridium botulinum）在生长繁殖过程中产生的一种细菌外毒素。它通过抑制神经末梢释放神经递质乙酰胆碱（Ach），使神经冲动不能传递给肌肉细胞，从而引起肌肉麻痹。

1820年，德国医生Justinus Kerner首次描述了食物源性肉毒中毒的临床症状。1895年，比利时发生一起因吃生腌火腿导致34人中毒的事件，其中三人因进行性呼吸麻痹而死亡，事后细菌学家Ermengem教授研究发现其病原就是肉毒杆菌。虽然肉毒毒素的毒性很大，但是医学家们一直在探索肉毒毒素应用于临床的可能性。1970年，美国眼科医生Alan Scott第一次将其作为一种治疗药物应用于临床治疗儿童斜视。1989年，美国FDA批准将其用于斜视和眼睑痉挛。1986年，加拿大眼科教授Carruther发现肉毒毒素能让患者眼部的皱纹消失，引发了美容史上的所谓"Botox革命"。2002年，FDA批准其用于医学美容。

2. 肉毒毒素有什么特点？

肉毒毒素是目前已知在天然毒素和合成毒剂中毒性最强烈的生物毒素。1 mg肉毒素素可以杀死2亿只小白鼠；人的吸入致死量约为0.3 μg，口服致死量为8～10 μg。肉毒毒素以污染食物和水源通过消化道感染为其主要的中毒途径。根据毒素抗原性差异，分为A、B、C、D、E、F和G七个类型，以A型为主，这也是临床应用的肉毒毒素的主要类型。肉毒毒素不耐热，90℃下仅需2分钟即可完全破坏；它也不耐碱，置于强碱溶液（pH 11）中3分钟即可灭活。此外，肉毒毒素溶液在4℃以下效价可保持半年；肉毒毒素冻干粉在4℃以下可保持数年。

3. 肉毒毒素是怎样发挥作用的？

肉毒毒素主要通过抑制神经末梢释放神经递质乙酰胆碱（Ach）而发挥肌肉麻痹作用。

第二十章
帕金森病肉毒毒素治疗

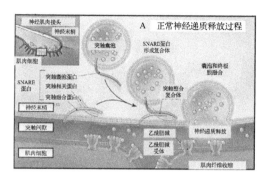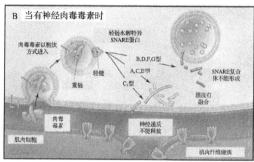

正常神经递质释放过程及肉毒毒素作用机制示意图

肉毒毒素作用过程主要步骤：

① 结合(Binding)：A型肉毒素的重链与运动神经终板上的乙酰胆碱受体高亲和结合；

② 胞饮(Internalization)：毒素通过受体介导的胞饮作用进入细胞内，形成毒素囊泡，肉毒素的轻链从囊泡中被释放到胞浆内；

③ 阻断(Blocking)：通过裂解胆碱能神经末梢突触前膜内SNAP-25而阻滞乙酰胆碱的释放，阻止肌肉收缩；

④ 神经芽生(Sprouting)：芽神经与终板结合连接释放神经递质；

⑤ 神经再生："芽生"是暂时的，会逐渐消退，原始的神经肌肉接头恢复功能。

另外，肉毒毒素还可以作用于内脏运动神经元，使内脏平滑肌收缩减少腺体分泌减少；还可以作用于感觉神经元阻滞与疼痛有关的递质释放，阻止疼痛信号从外周向中枢神经系统的传导，减轻疼痛症状。这些作用为肉毒毒素的广泛使用提供了强有力的依据。

4. 肉毒毒素目前主要用于哪些疾病的治疗？

目前，肉毒毒素主要用于各种肌肉痉挛性疾病、疼痛、腺体分泌过多等疾病的治疗，具体来说，主要包括以下疾病：眼睑痉挛、偏侧面肌痉挛、颈部肌张力障碍、喉肌肌张力障碍、上肢局灶性肌张力障碍、原发性手部震颤、头部震颤、运动性抽动、口下颌肌张力障碍、慢性偏头痛、中枢损害所致上肢痉挛、中枢损害所致下肢痉挛、脑瘫后肢体痉挛、流涎症、腋窝多汗症、手足多汗症、味汗症、神经源性膀胱过度活动症、特发性膀胱过度活动症、逼尿肌-括约肌协同失调等。随着对肉毒毒素作用机制的不断研究深入，肉毒毒素的临床应用范围将逐渐扩大。

5. 肉毒毒素可用于帕金森病哪些症状的治疗？

帕金森病主要表现为静止性震颤、肌强直、运动迟缓等运动症状及流涎、便秘、膀胱功能障碍、抑郁等非运动症状，传统治疗主要包括药物、手术、康复治疗等。目前研究发现，有些帕金森病患者部分症状对药物治疗疗效欠佳或无效，而肉毒杆菌毒素注射治疗能取得较好疗效。

肉毒毒素注射治疗可不同程度改善帕金森病患者的肌张力障碍及相关性疼痛、脊柱侧弯、眼睑痉挛、流涎、膀胱过度活跃等症状，针对药物无效的静止性震颤亦可尝试进行肉毒毒素注射治疗，但需明确适应证及评估副作用等，综合考虑后选择。目前，肉毒毒素注射治疗对于躯干前倾、头下垂/垂颈症、运动并发症、冻结步态、吞咽困难等症状的疗效也在进一步的研究中。

（1）震颤

局部注射肉毒毒素可显著改善对传统药物治疗无效的帕金森病震颤，尤其是上肢震颤和下颌震颤。利用肌电图引导在节律性放电部位（如桡侧腕伸屈肌、尺侧腕伸屈肌）注射肉毒毒素，可使者上肢震颤得到明显改善。而对于药物难治性下颌震颤的帕金森病患者，接受双侧咬肌注射肉毒毒素症状有明显改善。

（2）局部肌张力障碍

帕金森病伴发的足部肌张力障碍、口下颌肌张力障碍等，通过局部注射肉毒毒素可以获得显著改善。通过肌电图引导，在趾长屈肌或趾短屈肌注射肉毒毒素，可显著改善帕金森病患者的"关"期痛性足部肌张力障碍；选择翼外肌、二腹肌注射肉毒毒素，可以改善帕金森病伴发的口下颌肌张力障碍。

(3) 姿势异常

帕金森病相关姿势异常包括躯干前倾与垂颈症、躯干侧凸、纹状体手与纹状体足等。在腹直肌及腹外斜肌注射肉毒毒素,可改善帕金森病患者的躯干前倾症状;在双侧胸锁乳突肌的上、中、下 1/3 处注射肉毒毒素,可改善垂颈症状;选取髂腰肌、腹直肌和椎旁肌作为注射点,实施双侧注射可改善躯干侧凸;而以蚓状肌和指浅屈肌为主的肉毒毒素注射,可以改善帕金森病纹状体手的症状。

(4) 冻结步态

冻结步态是晚期帕金森病的致残性症状,表现为启动犹豫或转弯、行走狭窄空间时困难。肉毒毒素主要通过恢复激动肌与拮抗肌的正常收缩节律而改善冻结步态。可选择𧿹长伸肌或腓肠肌注射。

(5) 流涎

帕金森病流涎的发生机制主要是吞咽功能障碍及头部运动迟缓所致的唾液清除困难。国内外多项研究均证实,选择超声定位在腮腺和下颌下腺注射肉毒毒素可显著改善帕金森病患者的流涎症状。

(6) 胃肠道功能失调

帕金森病相关胃肠道功能失调包括吞咽困难、恶心呕吐和便秘等,严重影响患者的生活质量。选择耻骨直肠肌注射肉毒毒素治疗,分两点注射,患者便秘症状可以得到改善;在内镜指导下接受食管注射肉毒毒素可以改善吞咽困难、恶心呕吐症状;而选择幽门注射可治疗胃轻瘫。

(7) 膀胱功能障碍

膀胱功能障碍最突出的特点是膀胱过度活跃,表现为多尿、夜尿、尿失禁。在膀胱镜引导下,对有症状的帕金森病患者行逼尿肌多点注射肉毒毒素,患者排尿频率、尿失禁次数明显下降,生活质量均得到明显改善。

(8）抑郁

抑郁是帕金森病患者最常见的精神症状之一,发病率超过50%,严重影响患者日常生活。目前治疗抑郁仍以口服药物为主,然而口服药物治疗存在着药物相互作用、不良反应多等缺点,甚至可能干扰帕金森病治疗药物的选择。选择眉间注射肉毒毒素,能有效减少愤怒、恐惧、悲伤等负面情绪表达;通过眼周表情肌(眉间、额前、双侧外眦)、颞部注射肉毒毒素,可显著改善帕金森病患者的抑郁评分,且疗效持续。

6. 肉毒毒素注射的方法

首先,要正确判断病变部位。可以通过选择徒手检查或肌电图、超声指示对痉挛严重或突出的肌肉进行注射。其次,避免用酒精消毒,如必须用酒精,则干燥后再注射,因为酒精可降低肉毒毒素活性。第三,肉毒毒素应注射于靶组织或肌肉中,而非邻近组织(如血管、皮下组织、脂肪、筋膜)。第四,具体注射位点需参照相应肌肉运动终板分布和组织解剖,尽量注射于靶肌肉神经肌肉接头处或分泌亢进的腺体组织中。

7. 肉毒毒素的起效和维持时间有多长?

肉毒毒素的起效时间在注射后2天至2周不等。多数报道单次注射疗效可维持3～6个月,结合口服药物及康复治疗,部分患者可获得较长时间缓解。多数患者需重复注射以维持疗效,原则上一般注射间隔不短于3个月。通常症状越局限,累及的肌肉及运动功能越单纯,肉毒毒素治疗效果越好。影响疗效的最重要环节是正确选择靶肌肉/组织及合适的注射位点。

8. 肉毒毒素治疗过程中的注意事项有哪些?

肉毒毒素的注射剂量应个体化。一般从小剂量开始,以指南推荐、经验报道为依据,根据症状累及的部位、痉挛肌肉的大小、数量、痉挛程度和既往治疗反应而定。大剂量注射会增加抗体产生的机会,并导致不良反应增加,因此推荐尽可能小的有效剂量。大于500U的单剂量注射可能产生急性肉毒中毒的症状和体征。一般注射间隔不短于3个月,注射间隔过短容易产生耐药性,并增加不良反应的风险。

9. 肉毒毒素治疗有哪些禁忌证?

肉毒毒素治疗的绝对禁忌证——对肉毒毒素制剂的任意成分过敏。

相对禁忌证包括:① 妊娠和哺乳期妇女;② 凝血性疾病或同时抗凝治疗者;③ 注射部位感染;④ 合并全身性神经肌肉病,如重症肌无力、Lambert-Eaton 综合征,运动神经元病等;⑤ 服用影响神经肌肉接头药物,如奎宁、氨基糖甙类、吗啡等;⑥ 闭角型青光眼。

10. 肉毒毒素治疗可能有哪些不良反应?

肉毒毒素局部注射治疗经过长期临床使用,被证明是一种简便有效、安全性高的治疗手段,但在治疗过程中依然有可能出现一些不良反应,如:① 注射区域酸胀不适,局部麻木疼痛;② 注射局部出血、感染;③ 注射部位及邻近肌肉无力(绝大多数为可逆性);④ 皮肤过敏,产生水肿、皮疹等现象;⑤ 出现流感样症状,极少数出现严重的过敏反应;⑥ 注射后症状改善不明显等。

11. 如何处理肉毒毒素治疗出现的不良反应?

肉毒毒素治疗后出现的不良反应,发生率低,多数表现轻微,且属于可逆性,一般不需要特殊处理。皮肤过敏的患者可以适当使用抗过敏药物;肌肉无力的患者可行物理治疗。注射过程中注意避开血管以减少出血;注射前充分消毒,保持无菌操作。

第二十一章

了解抗帕金森病药物的副作用

抗帕金森病药物种类多样,临床应用也十分复杂,长期使用往往会出现副作用。

不同的药物可以出现相同的副作用,也可以出现特有的副作用,部分副作用带来的影响甚至可能比帕金森病症状更严重。

关于药物副作用,无论怎么调整剂量,长期使用基本是不可避免的。因此,了解药物的副作用,可以帮助我们更好地配合医生治疗,使药物治疗得以获益最大化。

第二十一章
了解抗帕金森病药物的副作用

帕金森病患者往往需要终身服用药物。然而，抗帕金森病药物种类多样，临床应用也十分复杂，长期使用往往会出现副作用。不同的药物可以出现相同的副作用，也可以出现特有的副作用，部分副作用带来的影响甚至可能比帕金森病症状更严重。关于药物副作用，无论怎么调整剂量，长期使用基本是不可避免的。因此，了解药物的副作用，可以帮助我们更好地配合医生治疗，使药物治疗得以获益最大化。

1. 抗帕金森病药物常见的副作用有哪些？

临床上，常见的抗帕金森病药物有六大类：① 左旋多巴类药物，如美多芭、息宁；② 多巴胺释放促进剂，如金刚烷胺；③ 多巴胺受体激动剂，如普拉克索、吡贝地尔等；④ 儿茶酚-O-甲基转移酶抑制剂（COMT），如托卡朋、恩他卡朋；⑤ B型单胺氧化酶抑制剂，如司来吉兰、雷沙吉兰；⑥ 抗胆碱能药物，如苯海索。这六类药物可能存在一些共同的副作用。

（1）神经精神方面

抗帕金森病药物可以导致幻觉、意识障碍、神志混乱等神经精神症状。最容易出现幻觉的是左旋多巴类药物，该类药物在治疗早期引起的不良反应并不常见，随着年龄增长和用药时间的增加，幻觉发生的概率也会增加，而且高龄患者更容易出现幻觉。此外，接受多巴胺受体激动剂治疗的患者也可以出现幻觉，包括普拉克索和罗匹尼罗。有报道称COMT抑制剂、司来吉兰、金刚烷胺、抗胆碱能药物也可以使患者出现幻觉。而左旋多巴、多巴胺受体激动剂和抗胆碱能药都可能导致意识障碍，尤其是在高龄和有认知功能障碍的患者中。抗胆碱能药物往往会引起认知功能损害，包括记忆力下降、注意力下降、冲动行事等。

（2）睡眠障碍

帕金森病患者往往存在睡眠障碍，有时很难判断这一表现是疾病本身进展所致,还是抗帕金森病药物副作用导致。研究发现,帕金森病患者睡眠障碍的出现,和患者年龄、左旋多巴使用的剂量以及"开-关"现象的出现率都呈现正相关。

许多帕金森病患者会出现夜间易醒,醒后很难再入睡,白天感到困倦;有些患者出现多梦、梦呓、失眠,白天可能坐在公共场合就睡着了,流行病学调查显示约有16%的帕金森病患者存在这种情况,这并不是患者变懒了,而是一种睡眠障碍性疾病。

(3) 胃肠道反应

几乎所有的抗帕金森病药物都可以引起胃肠道不适,常见的有消化不良、恶心、呕吐和反胃等。高达80%的患者在刚开始使用左旋多巴时会出现恶心、呕吐、厌食和上腹部不适、"烧心"、腹胀等症状。厌食则是托卡朋和司来吉兰的较常见的副作用,这可能导致一过性的体重减轻。另外,在使用COMT抑制剂治疗时,腹泻是一项十分常见的副作用,甚至可以在停药后出现。苄丝肼单次剂量大于25 mg时,引起腹泻的风险显著增高。还有研究报道恩他卡朋和达灵复可以引发肠炎。此外,帕金森病患者往往本身存在便秘,抗胆碱能药物如苯海索可能会导致症状加重。

(4) 体位性低血压

体位性低血压通常是指由卧位转为立位时,收缩压下降至少20 mmHg或者舒张压下降至少10 mmHg。体位性低血压不仅是帕金森病自主神经功能障碍的表现,也可以是部分抗帕金森病药物的副作用。患者可能会在从卧位转为坐位或立位时,出现头晕、黑矇、心慌、出冷汗等。

左旋多巴、多巴胺受体激动剂、司来吉兰和COMT抑制剂(托卡朋和恩托卡朋)都有可能引起体位性低血压,一般这种反应在第一次应用时就会出现。此外,麦角碱类和非麦角碱多巴胺受体激动剂都可能引起突然的血压降低。

(5) 水肿

帕金森病患者长期使用多巴胺受体激动剂和金刚烷胺,往往会出现下肢以及踝关节水肿,发生率一般在5%~40%。使用普拉克索的女性和存在心脏疾病的患者中,这种水肿更容易发生,部分患者停药后可好转。但是,使用吡贝地尔发生周围水肿的概率较低。

2. 抗帕金森病药物的特异性副作用有哪些?

(1) 金刚烷胺和网状青斑

部分帕金森病患者的四肢皮肤会出现的青紫色网状改变,类似于皮肤受寒时的表现,这称为网状青斑,其本质是真皮层血管的血管炎。网状青斑是金刚烷胺的特异性副作用,在男性和女性患者中均可以出现。网状青斑最早可以出现在治疗的前2~4周,最早常出现在下肢,逐渐向上肢、躯干发展,几乎不会影响面部。而在金刚烷胺停药后,网状青斑常常需要超过6~12周才会消失。

(2) 麦角相关副作用

20多年前专家们就发现,麦角类多巴胺受体激动剂如溴隐亭、硫丙麦角林、卡麦角林等,可能导致多种器官纤维化,如胸膜、心包、腹膜等。现有研究也证实,硫丙麦角林和卡麦角林确实可以提高纤维化的发生率,目前这些药物基本不再使用。如果不得不使用上述药物时,往往要定期进行心超检查,并且剂量不能过高。而新型的非麦角类多巴胺受体激动剂如罗匹尼罗、普拉克索、罗替戈汀,并没有产生这些副作用。

(3) 左旋多巴和黑色素瘤

理论上讲左旋多巴和恶性黑色素瘤之间存在相关性,所以息宁的禁忌证中明确写着"因为左旋多巴可能会激活恶性黑色素瘤,所以怀疑有皮肤损伤或者有恶性黑色素瘤病史的患者禁用本品。"

(4) 托卡朋和肝毒性

肝功能异常是COMT抑制剂治疗的禁忌证,因为COMT抑制剂有潜在的肝毒性。最早是在欧洲被发现,当时托卡朋入市后,出现过3例因急性肝衰竭死亡的患者,导致了托卡朋被撤出了欧洲市场。不过,后续的安全评估发现,在正确的监测下,托卡朋引起不可逆性肝损伤是很罕见的,因此在2004年得以重新进入欧洲市场。

(5) 多巴胺受体激动剂和心功能不全

2012年,美国食品药品监督管理局(FDA)在药物安全信息中第一次宣称普拉克索和心功能不全的发生可能有关。流行病学研究发现,普拉克索导致心功能不全发生率上升,这种风险在用药的前三个月特别明显,80岁以上患者为高危人群。此外,还有少量的研究显示金刚烷胺也可能引起心功能不全。

(6) 帕金森药物对内分泌系统的影响

事实上,多巴胺会影响胰岛素的分泌。多项研究指出,左旋多巴会抑制胰岛 β 细胞分泌胰岛素。此外,还有研究表明,左旋多巴的应用会导致患者出现糖耐量异常,并且可以使胆固醇水平升高约10%。

3. 抗帕金森病药物的副作用可以预防和缓解吗?

部分是可以的。不同抗帕金森病药物发生副作用的区别在于发生概率的大小和轻重程度的不同。大部分的副作用都是和药物剂量有关,因此预防重于治疗。抗帕金森病药物的用药原则之一就是从小剂量开始应用,缓慢加量,一般加量间隔时间为1周。如果发生相关副作用,可以首先考虑减少药量,其次要更缓慢地加量。而对于特异性副作用,往往应避免这类药物的使用,比如停药和换用其他药物。

4. 如何应对抗帕金森病药物导致的胃肠道反应?

几乎所有的抗帕金森病药物都会导致患者恶心。这时,我们可以通过减少药物剂量,或服药同时吃一点饼干,或服用吗丁啉、维生素 B_6 等方法,还可以延长加药间隔时间,等机体适应后再缓慢加量。如果确实无法耐受,只能停药,改用其他抗帕金森病药物。

对于出现便秘的患者,建议多饮温开水、蜂蜜,多吃新鲜的蔬菜水果等富含维生素和膳食纤维的食物;也可以做腹部按摩运动,促进胃肠蠕动,防止便秘,养成每天定时排便的习惯;同时应停用可能引起便秘的药物,如抗胆碱能药物等。

5. 发生体位性低血压该怎么办?

对于发生体位性低血压的患者,首先去除可以引起低血压的其他药物,如抗高血压药或利尿剂;其次,可以减少抗帕金森病药物的用量,等症状缓解后缓慢加量。

对于患者来说,需要避免可能导致血压降低的因素,如食物、高温、用力等;平时可以适当增加盐和水的摄入量;睡眠时应抬高头位,不要平躺;饮食上应低热量少量多餐,勿饮酒,早餐可饮用咖啡;增加高纤维食物摄入,防止便秘;不要快速地从卧位起来;同时家里多铺垫一些防滑垫、地毯等,预防跌倒,并在门边或者墙上安装结实把手,有助于患者日常行走借力等。

部分中晚期患者经药物调整仍然无法很好解决体位性低血压情况时,可以考虑药物治疗,如应用肾上腺皮质激素类药物氟氢可的松,增加血管内容量;或是增加外周血管阻力,如应用α肾上腺素能激动剂米多君;或是纠正贫血,如应用促红细胞生成素。

6. 出现记忆下降和痴呆,该如何应对?

帕金森病患者如果出现认知和/或精神异常,首先需要去医院就诊,排除其他因素,比如感染、脱水、电解质紊乱或其他代谢异常等全身系统疾病;其次,停用不必要的药物,如镇定药和抗焦虑药;如果不能缓解,需要依次逐步减少或停用如下抗帕金森病药物:安坦、金刚烷胺、司来吉兰、多巴胺受体激动剂。如果采取以上措施后,患者仍有意识模糊或幻觉,可以将左旋多巴类制剂逐步减量。但需要注意,这些药物一定要在医生的指导下停用。

中晚期帕金森病患者,以上措施还不理想时,可以考虑应用胆碱酯酶抑制剂,如石杉碱甲、安理申或加兰他敏等药物。当药物调整不能消除或不能理想控制幻觉或是必须以加重帕金森症状为代价时,就要考虑应用神经安定剂,如氯氮平、奥氮平和喹硫平等来控制精神症状。

7. 出现睡眠障碍该怎么办？

如果帕金森病患者经常出现嗜睡和突然睡眠发作，首先应该尽量避免从事驾驶工作，避免高空作业或参与一些需要高警惕性的活动（例如操作机器），直到这类反复发作的事件和嗜睡症状完全缓解为止。这些严重的副作用可以通过减量或停用多巴胺受体激动剂来缓解。

出现失眠的患者，首先要关注一下自己的用药时间，司来吉兰一般建议在中午之前服用，部分专家建议最后一次用药应该在下午2点之前，总之不能在傍晚和晚上服用。同样，金刚烷胺的末次服用时间应在下午4点之前。

8. 中医药治疗在减轻抗帕金森病药物副作用的优势

对于已经患上帕金森病的患者，药物治疗永远是不可替代的，服药是一个漫长的过程，而不少"帕友"都因为会担心西药带来的副作用以及并发症状，而对药物治疗有所顾虑。中医药治疗对帕金森病的治疗也做出了贡献，中医通过镇肝息风、补肾养精、养血滋阴、调节脏腑、平衡阴阳，可以控制部分帕金森病症状，避免西药带来的部分副作用。

9. 长期用药需要注意哪些事项？

首先，帕金森病患者需要定期随诊监测。① 监测血常规、肝肾功能；② 定期监测血压，尤其是服用降压药的患者，注意防治低血压；③ 定期进行心血管系统检查包括心电图检查，尤其是有心脏疾病的患者；④ 伴发糖尿病的患者要注意监测血糖情况。另外，定期随诊也是为了让医生及时了解病情变化，从而及时进行药物调整。

一旦出现药物副作用，不要惊慌失措，如果副作用很明显，并难以承受痛苦，建议立即停药并去医院就诊。但如果副作用轻微，可以先自行细心阅读、对照一下说明书中有关副作用的描述，建议不要自作主张而采取可能会影响医生诊疗和观察的行动！应去医院向医生反映情况，医生会启动药物副作用监测机制，并及时告知下一步该怎么做。作为患者，对于任何治疗手段都应该摆正心态，既不能寄予过高的期望，又不能草率对待医生的处方。大多数药物带来的副作用小于疾病本身给患者带来的伤害，所以帕金森病患者一定要严格根据处方按时服药。